ブレイン・マネジメント

脳を自由自在に操る科学的メソッド

吉濱ツトム 著

脳の状態をチェックしてみよう！

あなたは次の項目でいくつ当てはまるものがありますか？

□優先順位がつけられない

□飽き性でどんなことも長続きしない

□うっかりミスが多い

□とっさのひと言が出てこない

□突発的な出来事に対応できず固まってしまう

□雑談が苦手

□勉強、仕事中に、ついスマートフォンをいじってしまう

□仕事中に無関係なことを延々と考えてしまう

□甘いもの、酒、タバコなど、我慢できないものがある

□心配事があると、それをずっと考えてしまう

□口頭で説明されるとよくわからないし、覚えられない

□緊急な仕事が3つ以上入ると、どれかを忘れてしまう

□外出中、人の視線がとても気になってしまう

□苦手な人にばかり、注意が向いてしまう

□とても緊張しやすい

□不安を感じやすい

□怒りを感じやすい
□怒りをおさえられない
□興味があちこちに移ってしまう
□嫌なことを先送りしてしまう
□いつもギリギリにならないと取りかかれない
□予定を逆算することが苦手
□予定をすっぽかしてしまう
□気をつけていても、いつも約束の時間に遅刻してしまう
□忘れ物が多い
□劣等感が強い

□何らかの感覚過敏を持っている
□学生時代、がんばっても成績が悪い科目があった
□定時の起床就寝ができない
□目標をすぐに忘れてしまう
□知能は平均なのに、読み書きや計算などが極端に苦手
□にぎやかな場所だと、相手の話に集中できない
□傷つきやすい
□他人の短所にばかり目がいってしまう
□嫌な出来事をいつまでも引きずってしまう
□体の感覚に従うことを正しいと思っている

□部屋を片づけられない

□バッグに物をたくさんつめ込んでいる

□出発直前に関係のないことをやり出す

□人の話を聞いていても、すぐにその場とまったく関係のないことを考えてしまう

□相手が答えている最中に、別の質問を被せてしまう

□いつも思考や想像が止まらなくて頭の中がうるさい

□風呂や歯みがきなどの衛生管理が面倒で、やりたくない

□暗算が苦手

□オフィスは、周囲の音が気になって集中しづらい

□少しでも視覚情報が増えると、目の前のことに集中できなくなる

□無気力なことが多い

□ウツになりやすい

□ネットをダラダラと見続けてしまう

□寝ても疲れが取れないと感じている

□仕事の全体像を把握することが苦手

□発言がコロコロと変わる

□天然ボケと言われる

いくつ当てはまりましたか?
数が多いほど、脳(前頭前野)の機能が停止している状態です。

レベルA 0〜10個

前頭前野の機能はとても高いレベルです。いかんなくご自身の才能を発揮していただくだけです。

レベルB 11〜21個

前頭前野の機能は高いレベルです。
少し能力開発を行うことで、一流が「超一流」に変わります。
「超」になることであなたの世界は別次元に変わります。

レベルC 22〜33個

前頭前野の機能は平均的なレベルです。
本書のセルフワークであなたの才能は飛躍し、スペシャリストが評価される今後の労働市場において、すばらしい待遇が用意されます。

レベルD 34〜45個

前頭前野の機能は少し低いレベルです。
日常生活や仕事でトラブルが起きやすく、劣等感や生きづらさを感じているはずです。
前頭前野を鍛える本書のセルフワークで、それらの問題は確実に解決します。

レベルE 46〜53個

前頭前野の機能はとても低いレベルです!
普通の日常生活を営むことも大変な状態にあります。
大至急、本書のセルフワークで前頭前野を鍛える必要があります。

はじめに

「ミスする」「忘れる」「覚えられない」は、脳のマネジメントでなくなっていく

ヒトの脳（ブレイン）は、なまけ者です。

時間をかけてじっくり考えることが嫌いで、直感的にラクで、気持ちいいことを選択するのが大好きです。

長期的な展望でものを考えるのは苦手で、目先の欲求に従うのが得意です。

そんな脳を、もしあなたがほったらかしにしておくと、

脳は、**運動を避け、**

できるだけゴロゴロしようとし、

新しいことへの挑戦、学習から逃げ、

炭水化物をどか食いしようとし、

過去の失敗を何度も思い出してはクヨクヨし、

それによってさらに挑戦心を減少させ、

無気力になり、
よりいっそう怠惰な生活をしようとします。

私たちの脳は、本来的に「困ったヤツ」なのです。

そして、大抵のミスや物忘れは、ほったらかしにされたこの「困ったヤツ」が原因であるのは言うまでもありません。

もし、あなたが何かで「成功したい」「一流のビジネスパーソンになりたい」「もうミスをしたくない」と考えているのであれば、この困ったヤツを何とかするしか方法はないのです。

私たちは脳からのあらゆる指令により社会生活を送っているような印象があります。

ですが、そうではなく、**あなた自身が意識的に司令塔となり、脳を鍛え、フル活用できるようにマネジメントする。それが成功への一番の近道**です。

そこで本書では、脳をうまく誘導し、操り、ときには出し抜いて、優秀なパフォーマンスを出力させる、あらゆる方法をご紹介していきます。

「できない人材」を「できる人材」に変える優れた上司や指導者のように、脳をマネジメントしていきましょう。

ビジネス書や自己啓発書に脳科学の知見が取り入れられるようになり、最近では「成功するためには脳を科学的に鍛えることが必要だ」ということが常識化しつつあります。たしかに脳が持つポテンシャルはものすごいものです。

では、そもそも、脳を鍛えてそのポテンシャルを引き出し、ハイパフォーマンスになろうとしている人たちが目指す「できる人」とはどんな人でしょうか。

優秀な人、成果を出せる人、成功者、あるいはエリートと言ってもかまいません。こういう人たちは、平凡な人とどこが違うのでしょうか。

一流のビジネスパーソンの特徴として挙げられること。

代表的なこととしては、彼らが**目先の得や快楽にとらわれず、長い目で見て合理的な行動を取ることができる**ということでしょう。

たとえば、10年後の目標に向かって努力できる。

そして、**目標達成のために適切な方法を見つけ、それが大変なことだとしても、継続してやり続ける**ことができる。

だから、成功するのです。他の多くの人にはできないことを成し遂げるのです。

では、なぜ彼らはこんなことができるのかと言えば、ひとえに**脳が高度に開発されている**から。特に、脳の**前頭前野**という部分が発達しているからです。

くわしくは本書の中で説明していきますが、この前頭前野の働きである、

- **ワーキングメモリ**
- **注意制御機能**
- **メタ認知**
- **No-Go（抑制機能）**

と呼ばれる4つの力が高度に開発されている。これが「できる人」「成功者」「エリート」の秘密なのです。

逆に言うと、そうなれない大半の人たちの脳とは、前頭前野の機能が十分に開発されていないということです。

つまり、最初に言った「困ったヤツ」な脳。なまけ者で、挑戦心や向上心に欠け、目先の快楽に流されやすく、炭水化物を大量摂取して太るのが大好き……。

そんな、前頭前野が鍛えられていない脳、ということになります。

さんざん「困ったヤツ」呼ばわりしてしまいましたが、私たちの脳が本来的にこうした性質を持っているのは、実は環境に正しく対応した結果です。

人類史のほとんどは、飢餓との戦いでした。常に食べ物が足りない環境の中では、食べられるチャンスを逃さない個体が生き残ります。できるだけ余計な活動をせず、カロリーを節約できる個体が子孫を残せます。なまけ者で目先の快楽に流されやすい「困ったヤツ」は、実はこうしたきびしい環境における優秀なサバイバーなのです。

問題は、現在の私たちは、もうそんな環境には生きていないことです。

日本を含め、ある程度以上の経済発展を経過した国では、餓死の危険はほとんどなくなった。

一方で、長期的な展望に立って正しい判断ができる人や、しっかりカロリーを使って体を動かし、頭を使える人こそが優秀と評価され、成功できる社会になっています。だから、原始時代の環境に合わせて進化した脳は、現代社会においては「困ったヤツ」になってしまうのも仕方ないのです。

ですが、仕方ないで終わらせてしまえば、成長はできません。

前頭前野を意識的に鍛えることで、現代社会に合った脳のポテンシャルを引き出さなければいけない。

この本であなたにお伝えするのは、そのための具体的な方法です。

＊　＊　＊

私はこれまで、発達障害カウンセラーとして、アスペルガーやＡＤＨＤの来談者と数多く接してきました。

そして、彼らが日常生活の生きづらささを乗り越えられるように、あるいは自分に合った仕事を見つけて才能を発揮できるようになるためのお手伝いをしてきました。

極めて単純化して言うと、発達障害の人の脳というのは、これまでに見てきた脳の「困った性質」が、発達障害でない人よりも強く表れています。

もちろん、発達障害の人を貶《とが》めているのではありません。彼らは、原始時代の環境に適応してしまった脳の「困った性質」により強く苦しめられている、というわけです。

このことは、私自身の実感でもあります。私も発達障害を持つアスペルガーのひとりであり、かつては自分の脳のおかげでさんざん苦労した経験を持っています。

私は子どもの頃から、「コミュニケーションが取れない」「あたりまえのことが、あたりまえにできない」「常に、根拠のない強い不安や恐怖に苛《さいな》まれる」「深刻な劣等感を抱える」「病気にかかりやすい」「慢性疲労に悩まされる」「フラッシュバックが頻発する」といった、典型的なアスペルガーの症状に苦しんできました。

二次障害として統合失調症になったこともあります。

高校時代にはバイトを9回連続でクビになり、大学は5日で中退。ひきこもりにもなりました。

20歳のときには、銀行員であり、厳格な生き方を良しとする父親に「ツトム、お前のことが理解できない。出て行ってくれ」と宣告されます。

そう言われても、ひきこもりの私には行くところなどありません。半年ほどホームレス生活を余儀なくされました。

なんとか生き延びなくてはいけない。そのためには、発達障害をある程度、改善しなければ話にならない。

私は図書館へ行って、精神医学や脳科学の本を読み漁りはじめました。これが、私の発達障害カウンセラーとしての出発点です。

26歳のときには「社会復帰」して仕事をはじめ、現在では、かつての私のように発達障害で苦しんでいる来談者のお手伝いをするようになっているわけです。

この本で紹介するメソッドは、そんな私が身をもって体験し、学び、実践してきた脳のマネジメント法です。

前述のように、脳の「困った性質」は、誰でも持っている、脳の本来の姿です。それが特に強く出ているのが発達障害のある人。つまり、発達障害に効くメソッドは、どんな人の脳にも効くということです。

ついでに言うと、発達障害改善の標準的なメソッドの多くは、それ専用に開発されたものではありません。教育学や心理学の分野で、一般的な能力開発法として生み出されたものを発達障害のある人に適用してみたら、効果が上がったというものが大半です。

この点からも、発達障害改善に役立つものは、万人に効く、ということをご理解いただけるかと思います。

＊　＊　＊

この本の内容について、ここで簡単に説明しておきましょう。

第1章　高い成果を生み出す「ブレイン・マネジメント」では、脳のパフォーマンスの中心である前頭前野の働きについて説明します。

- **・ワーキングメモリ**
- **・注意制御機能**
- **・メタ認知**
- **・No-Go（ノー・ゴー）＝抑制機能**

という4つの働きが、脳マネジメント、脳のトレーニングの主なターゲットであること。

これらの働きが、仕事や勉強でのハイパフォーマンスだけでなく、メンタルの安定をはじめ、心身の健康とも深く関わっていることを学びます。

第2章　最高のパフォーマンスを発揮する「脳の鍛え方」では、前頭前野をどのように鍛えればいいのか、基本的な考え方と方法について学びます。

脳をマネジメントするためには、ただハードなトレーニングをすればいいというわけではありません。アスリートのフィジカルトレーニングと同様に、食生活や休養の管理も必要です。脳にいい生活習慣とは何か、についてもここで説明します。

第3章　「脳を出し抜く」メソッドで悩みが消えるでは、脳の「困った性質」によってもたらされる日常的な悩み、具体的には「モチベーションが上がらない」「苦手意識・劣等感」の問題をどのように解決するかを説明します。ポイントは脳の性質を知った上で、これを「出し抜く」こと。

誰もが多かれ少なかれ悩んでいる問題をクリアすることで、本書でお伝えする脳トレーニングの効果をさらに向上させましょう。

最後の、**第4章　脳のポテンシャルが覚醒する「7日間ワーク」**では、これまで学んできたことを元に、具体的に何から、どのようにはじめればいいのか、をセルフワークメニューとして提案します。

ここで紹介するメニューから取り組むことで、無理なく脳マネジメントのスタートを切ることができ、継続もしやすくなるでしょう。

「人間の脳の90パーセントは活用されていない」などとよく言われます。

これが科学的にどの程度正しいか、今は論じません。

ただ、脳は「困ったヤツ」であるとともに、大きな潜在能力を持っていることは確かです。

あなたの脳のポテンシャルを引き出せる名コーチ、名監督にもっとも適任なのは、他の誰でもなくあなた自身です。

そのために必要なのは、脳をマネジメントする方法を学ぶこと。本書がその第一歩になることを願います。

もくじ　ブレイン・マネジメント

第2章 最高のパフォーマンスを発揮する「脳の鍛え方」

第3章 「脳を出し抜く」メソッドで悩みが消える

第4章 脳のポテンシャルが覚醒する「7日間ワーク」

第1章

高い成果を生み出す「ブレイン・マネジメント」

■「頭がいい人」にある必須条件

頭がいい人とはどんな人のことか。

その答えは、何をもって「頭がいい」と定義するかによって変わってきます。

人それぞれ、イメージする頭の良さが違うのも当然のことでしょう。

とはいえ、多くの人が共通してイメージする、「頭がいい人」の基本的な条件というのはあります。

たとえば、

記憶力が優れている。

注意力が高い。

判断力がある。

集中力がある。

その上で、**実際的な問題解決能力も高い。**

ついでに、**創造力もある。**

こうした能力があるがゆえに、**目標達成力、自己実現能力も高い。**

多くの人が、このような特徴を持っている人のことを「頭がいい人」だと感じているはずです。

現代社会では、「頭がいい人」は成功しやすいですし、幸福にもなりやすい。組織の中では重要な役割を任されることが多く、他人からも尊敬されることが多い。

つまり、「頭がいい人」は「できる人」であり、「成功者」であり、「エリート」であり、といった評価も受けることになります。

こうした「頭がいい人」の持っている記憶力、注意力、判断力、集中力といった能力は、すべて脳の「前頭前野」が司っています。

言い方を変えると、頭がいい人とは、前頭前野の典型的な機能をすべて高度なレベルで持っている人、ということです。

そして、これらの能力を生み出している前頭前野の基礎的な働きは次の4つです。

- **ワーキングメモリ**
- **注意制御機能**
- **メタ認知**
- **No-Go（ノー・ゴー）＝抑制機能**

要するに、頭がいい人とは、前頭前野が持つこれら4つの機能が高い人。

ということは、脳を開発し、先ほどのような人間特有の知性を高めるためには、前頭前野を鍛えるトレーニングをすればいい、ということになります。

「前頭前野」は鍛えることで発達する

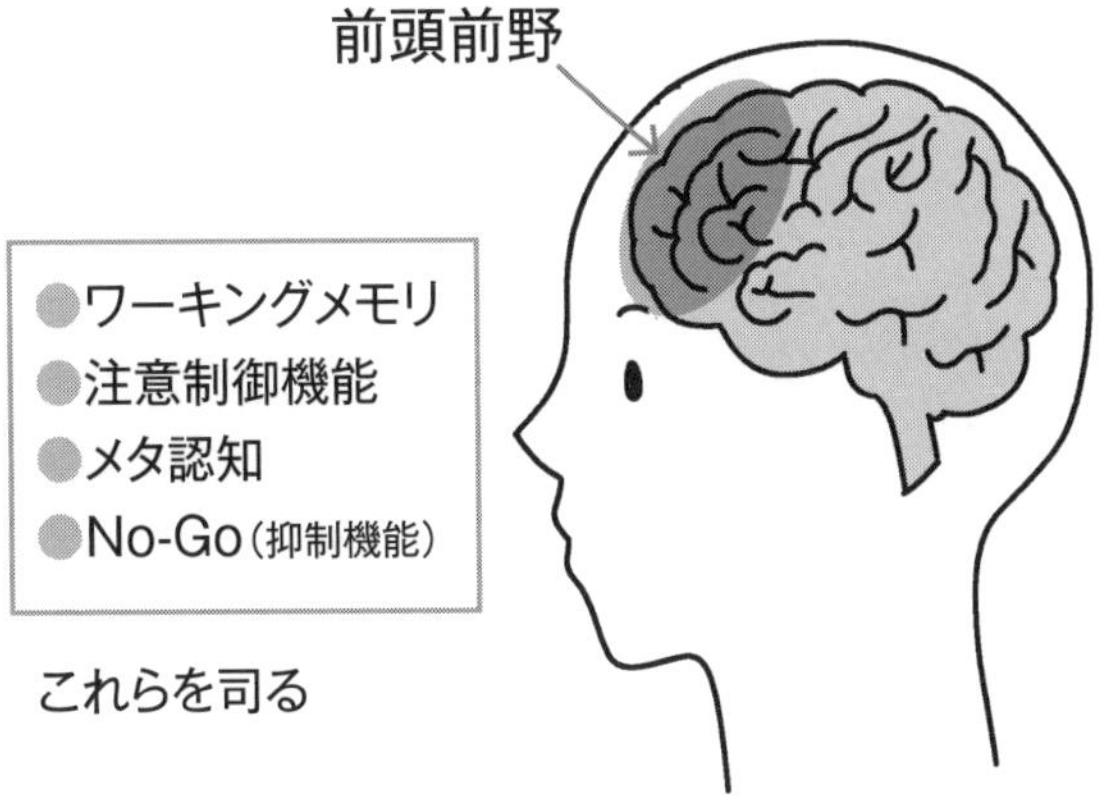

トレーニングで鍛える、というと、まるで筋肉の話をしているようです。

ですが、実際に脳の前頭前野というのは、筋肉と非常に似た性質を持っています。

発達した強い筋肉は、大きくふくらんでいます。だから、体を鍛えている人は、腕が太かったり、背中が広かったりするのです。

同様に、発達した高機能の前頭前野は、CTスキャンなどで見てみると、しっかりとふくらんでいます。

逆に、認知症になった人など、機能が著しく低下している脳の前頭前野には、萎縮した状態を確認することができます。

脳は基本的に脂肪でできていて、筋肉で

はありません。けれども、トレーニングによって鍛えることができ、鍛えると大きくなる、という点で、**脳の前頭前野は筋肉と似ている**と言えるのです。

また、他の動物にはない、計画性、やる気、創造力、実行力、こういった〝人間たらしめる特徴〟と言われるものは、ほぼ前頭前野が司っています。

その証拠に、霊長類の前頭前野は、他の動物にくらべ非常に発達しており、チンパンジーのそれは脳の17パーセントくらい。ヒトの前頭前野は、実に脳の29パーセントを占めているほどです。前頭前野が人間らしい知能と深く関わっている部分だということがよくわかります。

次節から、前頭前野の主な4つの能力――「ワーキングメモリ」「注意制御機能」「メタ認知」「No-Go（抑制機能）」のそれぞれについて、どんな役割を果たしているのか、なぜそれらが重要なのかについて考察していきましょう。

■「ワーキングメモリ」がすべてのカギ

ビジネス書や自己啓発書などでも脳科学の知見が取り上げられるようになって、最近ではワーキングメモリという言葉が使われる頻度も増えています。

それはいいのですが、問題なのは、しばしばワーキングメモリという言葉が誤解されて使われていることでしょう。

その原因には、ワーキングメモリ＝短期記憶、だと思っている人が少なくないことが挙げられます。

正確には、**ワーキングメモリとは短期記憶のことではなく、短期記憶を含めた情報処理能力のこと**です。

具体的に説明しましょう。

まず、次の数列を3秒で覚えてください。

6 3 4 2 1 9

では、本をいったん閉じて、今の数列を復唱してください。

これが、短期記憶です。

では次に、もう一度本を閉じて、先ほどの数列を全部足し合わせてください（あっ、数字を見ながらではダメですよ）。

いかがですか？　先ほどの復唱とくらべると、格段にむずかしくなったのではないでしょうか。

このような、短期記憶を処理しようとする機能が、ワーキングメモリの働きです。

ただ記憶するだけでなく、記憶に基づいて情報処理を行う能力です。

先ほどの計算の途中で「あれ、どこまで足したんだっけ？」なんてつまづきがある場合は、ワーキングメモリを鍛えていく必要がありそうですね。

短期記憶とワーキングメモリがずいぶん違うものであることを、おわかりいただけたかと思います。

前述のように、最近はワーキングメモリが注目されるようになってきたため、「ワーキングメモリ開発」をうたったアプリやゲームなどが多数出てきています。言うまでもなく、ワーキングメモリの働きは、ビジネスや日常生活の中で非常に重要度が高いものですから、鍛えようとする姿勢はとても大切です。

しかし、これらのほとんどは、どう見ても短期記憶だけを鍛えるものになっています。当然、こうしたワーキングメモリの能力向上効果は望めません（短期記憶もワーキングメモリの一部分ですから、まったく無意味であるとは言いませんが）。

ワーキングメモリを鍛えるつもりが、実は短期記憶のトレーニングで時間を浪費していた……、ということにならないように注意が必要です。

そこで本書では、第4章にて、確実にワーキングメモリを鍛えることができるセルフワークをご紹介していきます。セルフワークはいずれも「7日間」続けることで、ある程度の効果が認められるものです。後ほど、実践してみてください。

「記憶力がいい人」になるには？

さて、ワーキングメモリとは、情報処理する能力のことでした。

脳内で行われる情報処理の代表的なものとして、記憶の検索があります。長期記憶に蓄えられた情報、わかりやすく言えば、知識や経験を必要なときに思い出すことです。

記憶力の良し悪しというのは、実は記憶する力自体の差ではありません。

たとえば、学校の授業で学んだ公式を、テストのときに思い出せなかったとします。「自分はなんて記憶力が悪いのだろう」と思いますが、後で正解を見れば「ああ、こういう公式だった」と思い出すことはできるでしょう。

つまり、「記憶力が悪い」と言われる人も、記憶してはいる。ただ、それを適切なタイミングで思い出せないだけです。

逆に言えば、**「記憶力がいい人」というのは、覚えたことを必要に応じて思い出せる人のこと**。思い出すために必要なのが記憶の検索機能で、それを担っているのがワーキングメモリです。

ですから、ワーキングメモリが発達していて、覚えたことを必要に応じて思い出せる人は「記憶力がいい人」ということになります。

この記憶力は、暗記モノのテストだけで役に立つわけではありません。

よく言われることですが、斬新なアイデアというのは、ほとんどの場合、すでにあるものの組み合わせで生まれます。

アップルのiPhoneは、全人類のライフスタイルを変えるくらいの画期的な発明ですが、これはゼロから生み出されたアイデアではありません。すでにあったカメラつき携帯、ブラウザつき携帯、タッチパッド、ｉモードのようなアプリケーションストアといった既存のアイデアを組み合わせたことが新しかったのです。

つまり、アイデアを生み出す力は、

・すでにあるものをどれだけ知っているか
・その知識を適切なときに取り出して組み合わせられるかどうか

この2つにかかっています。これはまさに、先ほど述べたワーキングメモリの仕事です。

ワーキングメモリの強さは、創造性にも結びつく、ということです。

■問題解決能力をマネジメントする

むずかしい問題、特にこれまで経験したことがないような未知の問題を解決するときにも、ワーキングメモリは重要な役割を担っています。

脳は日常生活で得た膨大な数の経験を、パターン化して整理しています。もし未知の問題、未経験の状況に出合ったときには、日常生活の中で得た経験のパターンから、似たものを使って対応しようとします。

いずれも、無意識のうちに行っていることです。

こうした経験のパターン化、パターンの取り出し、応用を主に担当しているのも、ワーキングメモリです。

だから、経験や知識が豊富、かつワーキングメモリが強い人は、新しい問題に対応するのも上手です。

実際に、ビジネススクールでは問題解決能力を上げるために、「ケーススタディ」と呼ばれる学習をかならず行います。ケーススタディとは、過去に起こったビジネスの成功事例・失敗事例を研究するものです。

その目的は、個々の事例を知識として学ぶことだけではありません。

常識的に考えても、ハーバード大学やスタンフォード大学のビジネススクールで大量のケーススタディをしたとしても、実際に働きはじめて出合う状況が、学校で学んだケースとまったく同じなんてことは、ほぼほぼありません。現場で起こることは、常に新しい、未知の事態でしょう。

では、それにもかかわらず、なぜビジネススクールではケーススタディを行うのか。それは、トラブルが起きた際、なんとなく（あるいはまったく無意識に）「これは、あのパターンだな。だとすればこの解決策が使える」と判断できるようになるためです。

そして、それができる人材こそ、優秀なビジネスパーソンです。

たくさんの具体例に触れることで、成功や失敗のパターンを手に入れること。そのパターンを実際にビジネスに活かせるようになることが重要なのです。

ただし、先ほどの記憶力の話と同じで、ここでも、ただ経験や知識を詰め込んでいるだけでは問題解決能力にはつながりません。**蓄積した経験や知識のパターンを、新しい問題に出合ったときにうまく取り出せなくてはいけません。**

ここで、ワーキングメモリの強さがものを言うわけです。

ワーキングメモリは、クリエイティブな発想力、臨機応変な問題解決能力といった、

「暗記モノ」ではない高度な知性の働きに深く関わっているのがわかると思います。

脳と目標達成の関係性

一般には根性や性格の問題にされがちな目標達成能力にも、ワーキングメモリが関わっています。

たしかに、目標をなかなか達成できない人は、精神的に弱い人のように見えます。

たとえば、「ニューヨークに住む」という目標を立てても、それに向けて英語を勉強し続けられる人は少数派です。たいていの人は、3日も経たないうちに勉強をやめてしまいます。そして、「自分は根性がない」「精神力がない」と思ってしまうわけです。

しかし、本当の要因は、根性や精神力ではなく、脳にあります。

まず、そもそもたいていの人は、「目標を立ててもそれを忘れてしまう」というケースが一般的です。

もちろん、完全に忘れてしまうわけではありません。1日に何度か、または何日かに1度かもしれませんが、「そういえば、ニューヨークに移住したいんだった。英語やらなきゃ」と思い出します。

逆に言えば、それ以外の時間は目標を忘れてしまっているということ。

忘れてしまっている大部分の時間は、当然ながら目標達成のための努力に取り組むことはできません。だから、目標達成がむずかしくなってしまうのです。

よく言われる目標達成のためのメソッドとして、「紙に書いて貼っておく」というのがあります。「紙に書いた目標が目に入ることによって、潜在意識が影響されて……」といった説明を聞いたことがあるかもしれません。

潜在意識うんぬんが正しいかどうかは置いておきます。実は、目標を紙に書く本当の意味は別にあるのです。

それは、「**見れば思い出すから**」です。

目標を思い出す回数を増やし、思い出している時間を増やすことによって、目標達成に取り組む時間を増やせる。これが一番大きいのです。

1ヶ月で
3kgヤセよう
1ヶ月で本を
5冊読もう
目標をすぐに忘れる
MANGA
1ヶ月で
3kg
ヤセよう
1ヶ月で
本を5冊
読もう
目標を思い出す時間が増える

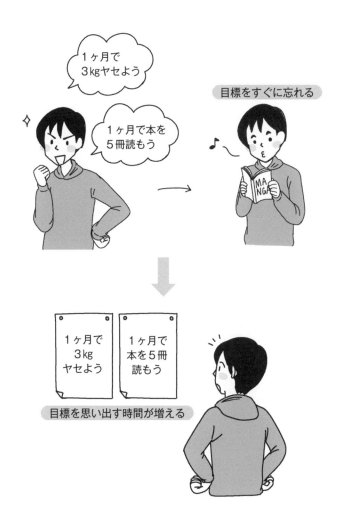

また、目標を忘れていないときでも、人は目先の欲望や快楽に振りまわされがちなものです。

ニューヨークに住むために英語をがんばろう、と思って机に向かい、テキストを広げる。5分くらい勉強を続けると、机に置かれたスマートフォンが気になってくる。つい手に取って起動させてしまう。SNSをダラダラと見ているうちに、気がつくと30分も経っている。

いかんいかん、とまた英語の勉強に戻るけれど、5分もするとそばにあったポテトチップスの袋が気になって、食べはじめてしまう……。


こうした状況が思い当たる人も多いでしょう。別にあなたが特別ダメな人間なのではありません。人間の脳というのはそういうものなのです(人間の脳の困った性質については、この本の中で何度も説明していきます)。

このように、わかっているけどついつい目標達成と関係ないことに注意がそれてしまうのは普通のことです。それを避けるためにも、紙に目標を書いて目に留まるところに貼り、目標を常に意識できる状態に保つことが大事です。

ここで、ワーキングメモリに話を戻します。

簡単に言ってしまうと、ワーキングメモリが発達している人というのは、「目標を書いた紙」がなくても、常に目標を頭の中に置いておける人です。

脳をパソコンにたとえるなら、優れたワーキングメモリを持っている人は、「目標達成」というアプリケーションを常に立ち上げておくことができる、ということです。

ですから、目標を忘れることはないし、日常の中で目標に向けて取り組む時間も自然と多くなります。目標達成に役立ちそうな情報、チャンスにもすかさず反応できます。

目標に向けた努力をしているときに、関係のないスマートフォンやポテトチップスに気を取られることも少なくなりますし、たとえ一瞬気を取られたとしても、すぐにやるべきことに戻ってこられます。

さらに、ワーキングメモリは計画をしたり、行動に優先順位をつけたりする役割も担っていますから、より効率的に、戦略的に目標に近づいていくことも得意です。

このように、ワーキングメモリはさまざまな形で、目標を達成する力につながっているというわけです。

■「雑談が苦手です」も脳の仕業《しわざ》

ちなみに、発達障害、特にアスペルガー傾向の強い人は雑談が苦手なことが多い。これにも、ワーキングメモリが関係しています。

アスペルガーの人は、一般に知識は豊富です。記憶力には問題がないどころか、驚異的な記憶力を持つ人もしばしばいます。私もそうなのですが、３００ページくらいあるような本でも、一度読むだけで書かれていた文をまるまる記憶してしまったりします。

知識が豊富なのだから、話題は当然豊富なはず。だったら雑談も得意だろう、と思われるのですが、実際に雑談をする場面になるとそうはいきません。

たとえば、こんな感じです。

Aさん：この前さ、暇過ぎて池袋をブラブラしてたんだよ。そしたら、いつもだったら行列ができてるラーメン屋さんが空いててさ。食べたらマジでうまくて……（数分ほどウンヌンカンヌン）。吉濱はラーメン好き？

吉濱：……はい。

しーん……。

Aさん：（え……？　それだけ？）

アスペルガー傾向の強い人は、相手から話を振られても、「はい」「いいえ」「わかりました」くらいで終わってしまうことが多いのです。

知識は豊富なはずなのに、なぜ雑談ができないのか。

それは、場に応じた知識を脳内でうまく検索して、アウトプットすることができないからです。

これがワーキングメモリの問題だということは、ここまでの説明ですでにおわかりでしょう。

雑談が苦手、という自覚がある人は、たいていの場合、話題を増やそうとします。話のネタになりそうな本を読んだり、テレビを見たり、あるいはネットで「盛り上がる雑談ネタ」を検索したりします。

また、コミュニケーションのスキルアップ講座を受ける、なんて努力をしている人も多いのではないでしょうか。

しかし、問題はそこではない場合がほとんどです。

当然、そういった努力も一定の効果があるかもしれませんが、脳がそうして入手した知識をまったく使いこなせていないケースも多々あります。

つまり、どんなに話題（知識）を増やしても、それを会話の場で引き出すワーキングメモリを鍛えなければ、雑談の苦手は克服できないわけです。

脳をマネジメントして根本から改善していけば、こうした苦手を克服することも可能なのです。

コミュニ
ケーション
じゃあ、
また機会が
あれば……
何を話せば
いいんだろう
えーっと…
えーっと

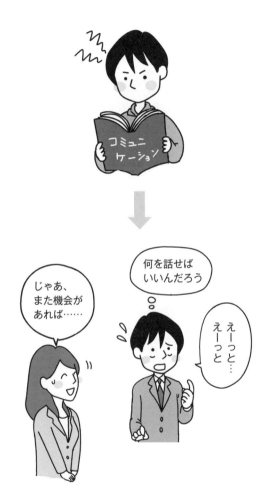

ネガティブな感情を抑える脳の力

もうひとつ、ワーキングメモリがメンタルの安定に役立っていることも見逃せません。

脳の前頭前野が発達していると、不安や恐怖、怒りを司る扁桃核《へんとうかく》の暴走を抑え込むことができます。

ワーキングメモリは前頭前野の中心となる機能ですから、これが強い人は不安感やイライラに振りまわされにくく、情緒が安定しやすいのです。

実際、米国神経学会では、統合失調症、重度のうつ、パニック障害などの患者では、ワーキングメモリの障害が見られることが指摘されています。

これは卵が先か、ニワトリが先かという話で、「ワーキングメモリが弱いからメンタルの病気になる」とも「メンタルが悪化したからワーキングメモリが低下した」とも考えられます。

おそらく両方なのでしょうが、厳密な結論は専門家の議論に任せるべきでしょう。ただ、間違いないのは両者が深く関係しているということ。

私自身の経験で言っても、メンタルの状態が悪くなっている来談者にワーキングメモリを鍛えるトレーニングをやってもらうと、症状が改善することが多いのです。

来談者の中に、統合失調症の診断を受けている方もいました。

もちろん、私自身も、「はじめに」で述べたように発達障害であり、統合失調症も経験しています。そこから状況を改善するのに、ワーキングメモリのトレーニングは役に立ったという実感があります。

とりあえずここでは、

・メンタルを安定させるのは脳の前頭前野である
・前頭前野の中心となる機能はワーキングメモリである
・したがって、ワーキングメモリを鍛えればメンタルは安定するということを覚えておいてください。

ワーキングメモリは「頭の良さ」だけに関わるわけではない。心の平穏、安定したメンタルにも深く影響しているということです。

メンタルをむしばむ「マインドワンダリング」

ワーキングメモリが弱い人は、「マインドワンダリング（課題無関連思考）」と呼ばれる思考が増えてしまいます。

日本語訳の文字どおり、その場の課題とまったく関係のない思考のことです。

前に挙げた英語の勉強の例で言えば、英会話のフレーズを暗記している最中なのに全然関係ないこと、たとえば「ラーメンが食べたい」ということに考えが向かって、ずっとラーメンのことを考えてしまう。

また、人と話している最中なのに、「そういえば帰ったら洗濯しないとな」とたまった洗濯物に思考が向かってしまい、肝心の会話は上の空になってしまう。

これがマインドワンダリングです。

マインドワンダリングが起こると、やるべきことに集中できない、会話がうまくできない、といったワーキングメモリが弱い人特有の問題が発生するのはもちろんです。それ以上にまずいのは、これがメンタルの悪化とも関連していることです。

マインドワンダリングが起きたとき、ラーメンや洗濯物のことを考えているくらいならいいのですが、多くの場合、それはもっと悪い方向に向かいます。

過去の失敗体験などのネガティブな記憶を、リアルな感情を伴って思い出すのです。しかも、それが延々と続いていき、さらには何度もくり返します。このような、ネガティブ感情を伴った記憶の想起を「**反芻**《はんすう》」と言います。

あんなことをしちゃった、こんなこともあった、とネガティブな記憶をくり返し思い出してしまうだけでなく、そこに「今、まさに失敗した」「今、まさに失敗について怒られている」かのような、リアルな感情（羞恥、罪悪感、恐怖など）が伴う。これが反芻の特徴です。

反芻すればするほど自己肯定感が低くなり、自分に対して駄目なレッテルを貼りやすくなります。

マインドワンダリングは、すぐにこうした反芻思考につながってしまうから、メンタルにとって危険なのです。

脳が暴走するスマートフォンの使い方

寝る前にパソコンやスマートフォンを見ると睡眠の質が下がる、という話がありま す。

原因としてよく言われているのは、ディスプレイから出ているブルーライトの影響です。これを浴びてしまうと、人間の脳は「朝だ」と認識してしまい、これから寝るというときに覚醒モードに入ってしまう。だから睡眠の質が下がる、という理屈です。

実は、睡眠学の専門家の間では、この説明には疑問も出ています。たしかにブルーライトは睡眠リズムに大きな影響を与えるのですが、パソコンやスマートフォンから出るブルーライトはそこまで強くないからです。

しかし、ここがおもしろいところなのですが、寝る前のパソコンやスマートフォンはたしかに睡眠の質を下げてしまうことが研究によってわかっています。

私の来談者を見ても、就寝前のパソコン、スマートフォンをやめて睡眠の質がよくなり、情緒も安定したという人は少なくありません。

ブルーライトはたいして影響がないとすれば、いったい何がいけないのでしょうか？

考えられることは、先ほど説明したマインドワンダリング（課題無関連思考）との関係です。

寝る前になんとなくパソコンやスマートフォンを見てしまう人というのは、たいていネットを閲覧しています。いわゆるネットサーフィン（最近はあまり使わなくなった言葉ですが）です。Twitter（ツイッター）などのＳＮＳを見ている人も多いでしょう。

いずれにしても、ネットで大量の情報を、次から次へと見ている。しかも、本のようにまとまった内容ではなく、いろいろな人がいろいろなことを言っている、雑多な情報を次々と浴びせられるのです。

すると脳はどうなるか。

あるページを見て、何かを感じる。次のページを見て、何か考える。Aさんのツイートを見て、何かを思い出す。Bさんのツイートを見て、別のことを連想する。ページの端にあった広告を見て、また別のことを思い出す……。

このように、脳は次々と現れる刺激に反応していきます。といっても、何かを集中して考えるわけではありません。ここで起きるのが、マインドワンダリングの暴走です。目の前にある事柄とは無関連な思考が、頭の中で爆発してしまうのです。

マインドワンダリングが暴走すると、不安や恐怖、怒りを司る脳の扁桃核も暴走します。これによって、脳は覚醒状態になってしまう。だから、眠りの質が悪くなるし、場合によっては眠れなくなってしまうのです。

あなたは、Twitterを長時間見ていて気分が悪くなった、という経験はないでしょうか。

これは、ひとつにはTwitterがかつての匿名掲示板を薄めたような場所で、陰湿な悪口やバッシングであふれているせいです。

それ以上に大きいのは、次から次へといろいろな人の雑多なつぶやきを見ていくことによって、扁桃核が暴走してしまうからなのです。

ベッドでSNSをダラダラと見てしまい、睡眠の質が下がるとどうなるか。

翌日は寝不足でボーッとしているわけですが、これはワーキングメモリの機能が低下しているということ。ワーキングメモリが低下していると、扁桃核を抑えることができませんから、日中も不安や憂うつに悩まされることになります。もちろん、マインドワンダリングと反芻も増えます。

こうして、どんどんメンタルが悪化していくわけです。

クリエイティブな脳として機能させる

ここまで説明したように、マインドワンダリング（課題無関連思考）が暴走すると、メンタルは悪化します。

ただ、ここで注意してほしいのは、マインドワンダリング自体はかならずしも悪いものではないということ。

目の前の課題と無関係なことを次々と連想していく力は、言い方を変えれば発想力です。豊かな発想力は、斬新なアイデアを生み出します。

発達障害の中でも「多動性のＡＤＨＤ」に分類される人は、単純化して言ってしまえば、常にマインドワンダリングが爆発している人です。当然、さまざまな弊害が生じるのですが、一方でこのタイプの人は、天才的なアイデアマンであったりもします。

ですが、ＡＤＨＤである本人にとっては、脳内で起きているマインドワンダリングの爆発は非常につらいものです。

「頭の中で何人もの小人が勝手にしゃべっている状態」という人もいますし、「頭の中に猿がいっぱいいいる」という人もいます。うるさくてたまらないわけです。

ＡＤＨＤの人によく投与されるコンサータという薬は、この小人や猿を黙らせてくれる効果があります。

実際、「コンサータで頭の中が静かになった」「ラクになった」という感想はよく聞きます。コンサータにはドーパミンという神経伝達物質を活性化させる効果があって、これによってマインドワンダリングを抑え込むことができるのです。

ただ、頭の中が静かになると同時に、「クリエイティビティがなくなった」「発想が乏しくなった」という人も多い現実があります。マインドワンダリングとは発想力でもありますから、当然です。

大事なのは、マインドワンダリングを暴走させないこと。使うべきときに使って、抑えるべきときには抑えるということ。

そして、ほとんどの人は、マインドワンダリングが多過ぎるので、まずは**マインドワンダリングを適切に抑えられるように脳をマネジメントすべきである**ということ。

そのために、ワーキングメモリを鍛えましょう、ということです。

ついでに言うと、私はアンチスマートフォンではありません。むしろ、スマートフォンこそが世界を救う道具だと思っています。

スマートフォンで最先端の科学論文を読むこともできるし、世界中の優れたビジネスモデルを学ぶこともできる。さらに、外国語学習もできる。スマートフォンはすばらしい可能性を持っています。

しかし、実際にはスマートフォンで論文を読んだり外国語を勉強したりする人は少ないのが実情です。SNS、トレンドニュース、YouTube（ユーチューブ）をダラダラと見て、飽きたらゲームをする。これでは、マインドワンダリングを暴走させてしまう人のほうが圧倒的に多いのがうなずけます。

脳をマネジメントするには、生活習慣を見直すことが必須なのです。

「非同期社会」ではワーキングメモリの力が問われる

ワーキングメモリがいかに人間の知性や精神に深い影響を及ぼしているかをここまで見てきました。

記憶を必要なときに上手に引き出せる、という意味で記憶力がいい人、創造性や問題解決能力に優れた人、さらには精神も安定していて、目標を達成できる人。

ワーキングメモリが優れている人というのは、おそらくどんな時代でも、「できる人」「エリート」と評価されたであろう能力を持っています。

それに加えて、現代は、ワーキングメモリがより重要な意味を持つ時代です。

その理由は、現代社会が「**非同期社会**」であると言えるからです。

非同期社会というのは、簡単に言えば、**24時間、四方八方から連絡が来て、これまでよりも格段に忙しくなった社会のこと**をいいます。

ほんの30年前まではメールさえもなかったのが、今はそれに加えてLINE（ライン）やMessenger（メッセンジャー）、Slack（スラック）のような連絡手段が増え、いつでも、どこにいても連絡が入ってきます。これで忙しくならないはずがありません。

一日の大半の時間を、メッセージの返信に費やしている人も多いのではないでしょうか。

こうした時代に増えるのが、脳の同時並行処理です。

たとえば、取引先宛にメールを書いているときに、別の取引先から電話がかかってきて、それに応対する。

別のシーンでは、本社での会議に参加するために電車で移動している最中に、顧客からメールで問い合わせが来て、それに応対する。そうしている間に、上司から「あの資料はどうなりましたか？　至急連絡ください」という内容のLINEが入る。

これらは典型的で単純な同時並行処理の例です。実際には、これを数倍複雑にした同時並行処理を、誰もが日々の生活の中でやっているわけです。

ワーキングメモリの性能は、この同時並行処理をうまくやれるかどうかに直結しています。

ワーキングメモリが弱い人

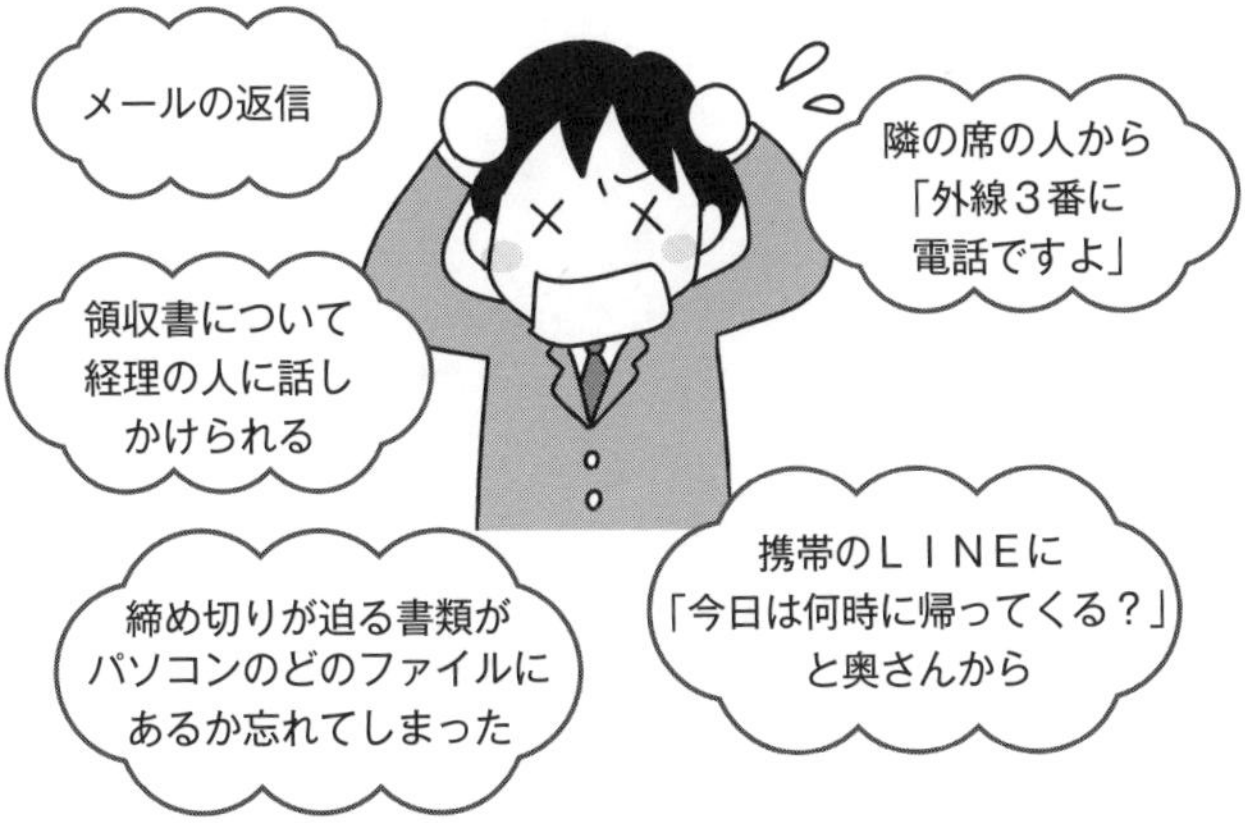

ワーキングメモリが強い人

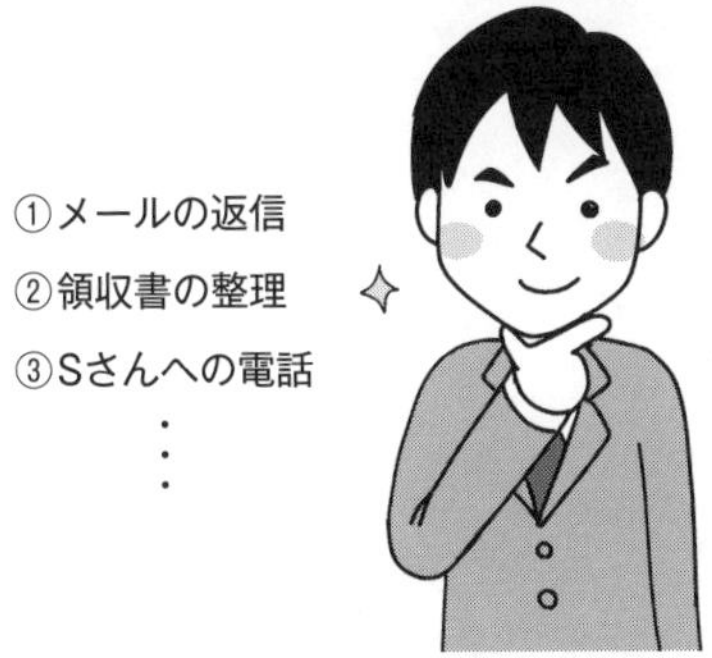

上記の優先順位をササっとつけて、すべてを同時に、かつ的確にこなしていく

ワーキングメモリが発達している人というのはスペックの高いパソコンのようなものです。高性能なパソコンなら、同時にいくつものアプリケーションを立ち上げて作業をしても動作はスムーズです。

しかし、メモリやＣＰＵが貧弱なパソコンでいくつものアプリケーションを立ち上げると、動作が遅くなったり、止まったり、下手をするとシャットダウンしてしまったりする。ワーキングメモリが弱い人が同時並行処理を求められると、これと同じことが起きてしまいます。

仕事で多数のタスクが一気に降りかかってきて、ミスをしたり、やるべきことを忘れてしまったり、ついにはパニックに陥ってしまったり……。

このような経験は誰にでもあると思いますが、ワーキングメモリが弱い人は、特にそうなりやすいのです。同時並行処理を求められるような場面で失敗してしまいがち、ということです。

現代社会のような非同期社会においては、同時並行処理をスムーズに行うためにも、ワーキングメモリの強化は欠かせないのです。

「注意制御機能」で効率がアップする

前頭前野の働きの中でも、特に重要なワーキングメモリについてはすでに説明しました。以下ではそれ以外の3つについて説明していきます。

まず、注意制御機能について。

注意制御機能は、その名のとおり、何かに注意を向ける際のコントロール機能です。英語の勉強をするときに、テキストの文章に注意を向ける。人と会話するときに、相手の表情や言葉に注意を向ける。

誰もが何気なくやっていることですが、これを制御しているのが注意制御機能です。さて、注意を制御するとひと言で言っても、その中身はいくつかあります。ここでは、3つに分けて説明しましょう。

①注意の集中
②注意の分割
③注意の切り替え

まず、「①注意の集中」について。これは、いわゆる集中力に関わる話です。いわゆる、とつけたのは、「集中力」という機能は独立して存在しているわけではないからです。集中力と呼ばれる働きは、注意制御機能のひとつの表れに過ぎません。たとえば、英単語を覚えようとしているとします。そんなときは英単語帳に注意を向けなければいけません。

注意制御機能が強い人は、たとえば「30分間、単語を覚える」と決めたら、30分の間は単語帳に注意を向け続けることができる。こういう人が「集中力がある」と評価されることになります。

一方、注意制御機能が弱い人は、はじめてから5分くらいするとスマートフォンに注意を向けてしまったりします。

次に、「②注意の分割」について。

英語の勉強に集中できるのはいいのですが、夢中になり過ぎて気がつけばもう日が暮れている。友達と映画を見に行く約束をすっぽかしてしまった……、というのでは困ります。

単語帳に注意を向けながらも、時計にも適度に注意を向けて、外出の準備をはじめる時間を気にしておく必要があります。

もちろん、時間が気になって勉強に全然身が入らないのもいけませんから、バランスが大事です。

注意制御機能が優れた人は、このように、複数の対象に注意をバランスよく配分することも得意です。

すでにお気づきかもしれませんが、この注意の分割という能力は、ワーキングメモリの項目で述べた同時並行処理にも関わっています。

本書では、前頭前野の主な機能を「ワーキングメモリ」「注意制御機能」「メタ認知」

「No-Go（抑制機能）」の4つにわけて説明していますが、脳は複雑なものです（鍛えるとふくらむ、といった単純な面もありますが）。

この4つの機能は明確に役割が分かれているわけではなく、重なり合ったり、補い合ったり、ひとつを鍛えると他の3つも成長したりする関係にあることを理解してください。

最後は、「③注意の切り替え」です。

勉強中に友達から電話がかかってきて、通話を終えた後もつい、ダラダラとスマートフォンをいじってしまう、といったことは誰にでもあります。

「いけない、今は勉強する時間だった」と気づいても、SNSを見続けるのをやめられない。ゲームをやめられず、時間をどんどん消費してしまう。これが、注意制御機能が弱い人の行動です。

注意制御機能が強い人は、「今は勉強の時間だ」と気づいたら、すみやかにスマートフォンから勉強に注意を切り替えて、ふたたび単語帳を開くことができます。これが、注意の切り替えです。

このように見てくると、注意制御機能が十分に発達している人というのは、やるべきことに集中したり、それでいて周囲に目配りがきいたり、タスクを邪魔する誘惑からすみやかに離脱できたりすることがわかります。

それはまさに「できる人」のイメージそのもの。

注意制御機能は、仕事や学習の生産性に直結しているのです。

「ネガティブ思考」と集中力の欠如

ワーキングメモリの場合と同様、注意制御機能も仕事や勉強のパフォーマンスに関わるだけでなく、メンタルの健康にも大きな影響を及ぼします。

人間の注意は放っておくと、楽しいことや気持ちいいことではなく、自分にとっての脅威や不快に向くようにできています。

これはあたりまえの話で、毒蛇が近づいて来ているのに気づかず、木になっているりんごに夢中になっているようでは生き残れないし、子孫を残すこともできません。

私たちの脳は、脅威や不快に敏感になるように進化してきているのです。

毒蛇や猛獣に囲まれた自然の中で狩猟採集生活を送っていた時代ならそれで良かったのですが、現代に生きる我々にとっては、こうした脳の性質はかならずしもありがたいものではありません。

たとえば、あなたが広いオフィスの端っこの席で仕事をしているとします。反対の端には、あなたの大嫌いな部長がいます。以前、彼には理不尽な怒られ方をしたことがありました。

今やっている作業は、1時間後には提出しなければいけない報告書の作成です。あなたは仕事に集中しよう（注意を向けよう）とするのですが、あっちにいる部長が気になって仕方がありません。

部長は同じオフィスにいるといっても遠くにいるわけですし、今現在はプロジェクトであなたと関わってもいません。

当然ながら、部長は今、あなたを怒ろうとしているわけではないし、そもそもあなたに関心を向けていないし、格別不機嫌でもありません。普通に考えれば、単なるオフィスの風景の一部です。無視すればいいわけです。

報告書作成と部長、どちらに注意を向けるべきなのかは明らかです。

でも、あなたは部長に注意を向けてしまう。報告書そっちのけで、全力で部長の動向を気にしてしまう。気にするまい、と思えば思うほど、部長が気になって仕方がない。

こういう経験は、誰でも思い当たることがあるでしょう。簡単に言えば、気が散って仕事に身が入らない状態です。脅威や不快に全力で注意を向けてしまう脳の性質のなせる技です。

では、同じ状況だとしても、もしも注意制御機能に優れた脳ならどんな反応になるのか。

言うまでもなく、完全に部長を無視して報告書作成を進められるようになるのです。部長がいても、今、やるべき報告書作成に集中できる（注意の集中）。

多少、部長が気になるとしても、適度な注意を向けるに留めて、報告書作成に支障が出ないようにバランスを取る（注意の分割）。

「あ、部長がいるな。嫌だな……」と一瞬思ったとしても、すぐに報告書作成に切り替えられる（注意の切り替え）。こうしたことがちゃんとできるわけです。

ところが、部長が気になって仕事が手につかなくなってしまう人には何が起きているか。報告書作りが進まないだけならまだしも、頭の中がどんどん部長に占領されていきます。

以前に怒られたときの記憶が、悔しさや怒りとともに蘇る。そこからの連想で、以前に別の場面で人に怒られたことも思い出す。ついでに、これまでにしてきた失敗も、そのときの罪悪感や恥ずかしさといった感情も含めて思い出します。

「そういえば俺はいつも怒られてばかりいるな」

「ミスが多いんだよ。俺はダメなやつなんだ」

「言い返したほうがいい場面もあった。でも何も言えない、情けない男だよな」

このようなネガティブな自己評価も次々と浮かんできます。マインドワンダリング（課題無関連思考）が暴走し、反芻がはじまっているのです。

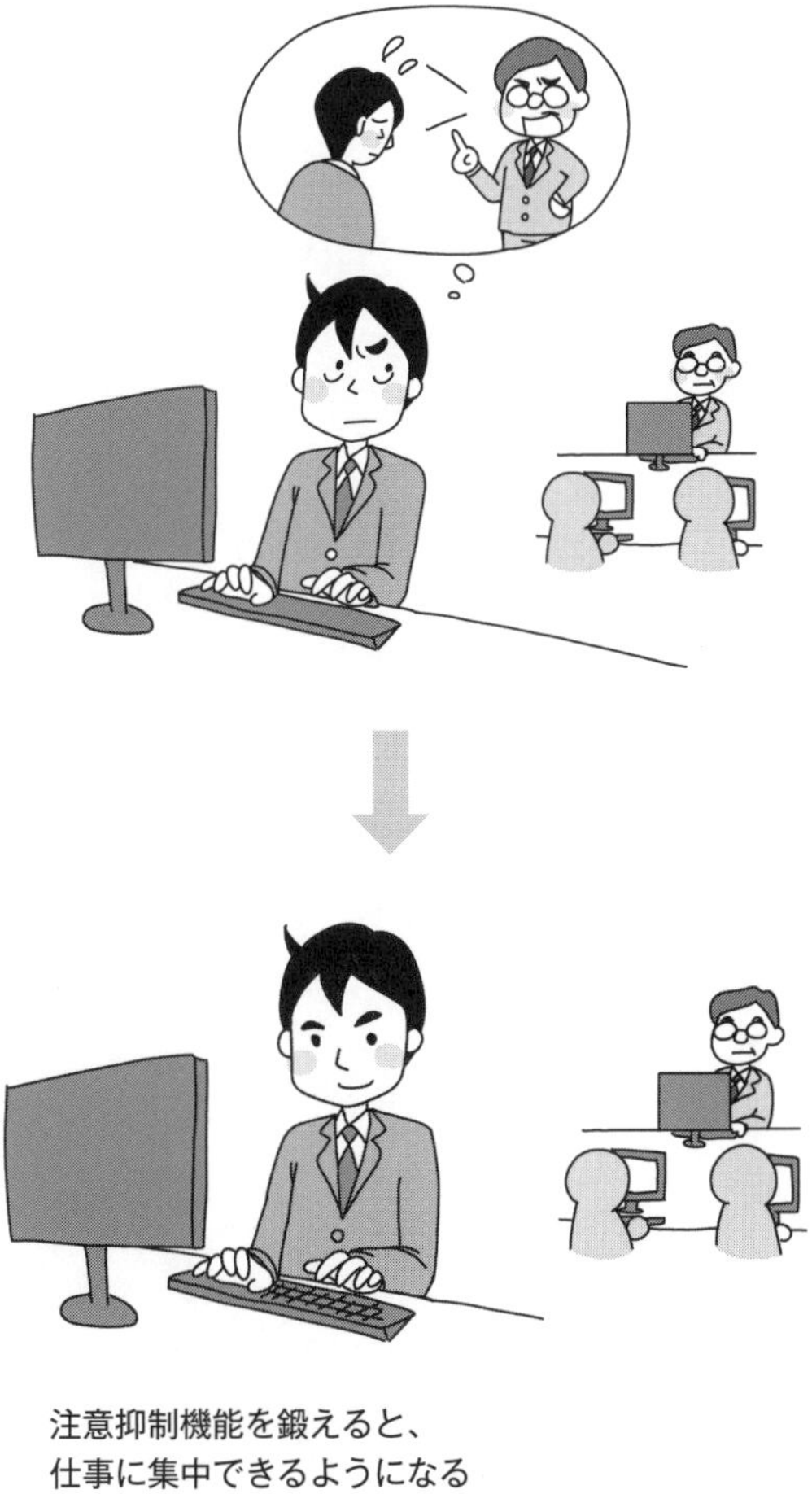

注意抑制機能を鍛えると、
仕事に集中できるようになる

こういったことがたまに起こるくらいならいいのですが、注意制御機能が弱い人は、頻繁にこういう事態に陥ってしまいます。これではメンタルにいいわけがありません。

メンタルが悪化して、いわゆるストレス状態になれば、体にもさまざまな悪影響が出てきます。

ついついネガティブな刺激（先ほどの例でいうと部長です）に意識が向かってしまう人、そこからネガティブな記憶と感情の反芻に進んでしまいがちな人というのは、生まれつきの気質としていわゆる「ネガティブ思考」であったり、ストレスを抑えるセロトニンというホルモンの分泌に問題があったり、ということはあります。

しかし、原因はそれだけではありません。ここで見たように、**注意制御機能の弱さが反芻を引き起こし、メンタルを悪化させている**のです。

心配性、ネガティブ思考、落ち込みやすい……、といった性格の問題とされがちなことは、実は注意制御機能の問題でもある、ということ。

裏を返せば、注意制御機能を鍛えることによって解決できる問題なのです。

大勢の中だと集中力が落ちる人

一対一でならちゃんと会話ができるのに、人が多いオフィスとかカフェ、雑踏の中などだと途端に相手の話が理解できなくなるという人がいます。

そこまで極端ではなくても、パーティーのように人が多く、にぎやかな場所での会話を苦手としている人は少なくないと思います。

これも、注意制御機能が弱いことが原因です。

注意制御機能が十分に働いていれば、周囲でいろいろな音、声が聞こえていても、その中で重要なもの、つまり会話の相手の声に注意を向けて、他の音や声を無視することができます。

ですが、注意制御機能が弱い人がにぎやかな場所に放り込まれると、まわりで鳴っているあらゆる音、声を「情報」として拾ってしまいます。

パーティー会場に50人の人がいるとしたら、50人が同時に自分に話しかけている状態になってしまうのです。これでは、会話に集中できず、相手が言った内容が理解できなくなるのも無理はありません。


こうした、注意制御機能が弱く、集中力が環境に左右されやすい反応を、専門家の間で「**感覚過敏**」と呼んでいます。発達障害がある人は感覚過敏の人も多いでしょう。

たとえばドライヤーや掃除機の音など、普通の人なら「うるさいな」と思いつつもやり過ごせる程度の音が、耐えがたい騒音に感じられてしまうのが感覚過敏です。

聴覚だけでなく、シャツの首のところについているタグが気になって仕方がない（触覚）、苦手なにおいが少しでもすると、気分が悪くなる（嗅覚）、といった形で現れることもあります。

自分にとって不快な感覚に注意を向け過ぎてしまうことで、耐えがたいほどの苦痛を感じてしまうわけです。

そして、苦痛を感じることによって、その原因をますます脅威と認識してしまう。

他の人はなんとも思わないドライヤーの音がとても怖いものになって、よりいっそう注意を集中してしまう……、という悪循環が起きるのです。

感覚過敏による悪循環が起こらないように、大勢の中だと落ち着かなくなったりすることがある人などは、注意制御機能をマネジメントする必要があるでしょう。

トラウマの正体

誰にでも、嫌で、できることなら忘れたい記憶があるかと思います。

心理学の世界でよく言われるトラウマとも、注意制御機能は関係しています。

トラウマとは、過去のつらい経験が心の「傷」となって残り（心的外傷）、ストレスを与え続けることです。

注意制御機能が弱い人は、過去のつらい経験に注意を向け続けてしまいます。それは脅威であり不快なのですから、当然です。そして、注意を向けるたびに、つらい経験を「再生産」してしまう。その記憶を薄れさせたり、忘れにくくしてしまうのです。

もちろん、トラウマがすべて注意制御機能の問題だと言うことはできません。特にＰＴＳＤ（心的外傷後ストレス障害）と診断を受けたような場合には、さまざまなアプローチで治療することが必要です。

ただ、トラウマを再生産し、強化している一因が注意制御機能の弱さであることは覚えておくといいでしょう。

第４章で説明する「注意制御機能を鍛える７日間ワーク」は、こうしたトラウマと呼ばれるような、**嫌な記憶とうまく距離を取るための手法**としても役立てられるものです。

自分を客観視する「メタ認知」

次に、自分や置かれている状況を客観視する力である「メタ認知」についてお話しします。

一般的なビジネスパーソンは、スマートフォンのカレンダーにスケジュールを入れたり、パソコンでTODOリストを作ったりしている人が多いかと思います。

メタ認知に長けた人ならこのスケジュール管理法でも問題ないのですが、たいていの人は、やるべきことを忘れがちになったり、仕事がすべて終わらずに残業が続いたり、家に持ち帰ったりしなければいけなくなります。

脳のマネジメントという意味で、このスケジュール管理法はあまりおすすめできません。

それよりも、大きな紙、もしくはホワイトボードにその日にやるべき仕事内容を書いたポストイットを貼っておく。ひとつ終わったら、ひとつはがす。

こうして、作業がどれくらい進んでいるのか、全体像を把握できるようにしておくのです。俯瞰《ふかん》することでメタ認知しやすくなります。

メタ認知しやすい状態になると、ワーキングも躍動しやすくなる。結果、行動の生産性が上がり、予定どおりに仕事を終えることができる、という仕組みです。

また、客観視という意味で、メタ認知をマネジメントするために、アスリートの世界では、映像を使った練習方法が成果を上げています。

たとえば野球なら、バットを振ると、直後にその様子がモニターに表示される。それを見ることで、「今、ちょっと体が開き過ぎていたな」と気づいて修正することができる。

自分を客観視することで、問題点に気づくことができ、修正がやりやすくなる。これがメタ認知の効果です。

逆に言うと、よくない状態にあるのにずっとそこから脱却できない人は、メタ認知を失っている可能性があります。

脳内だけで俯瞰できなければ、実際に俯瞰しやすい環境を作り上げてしまえばいいのです。

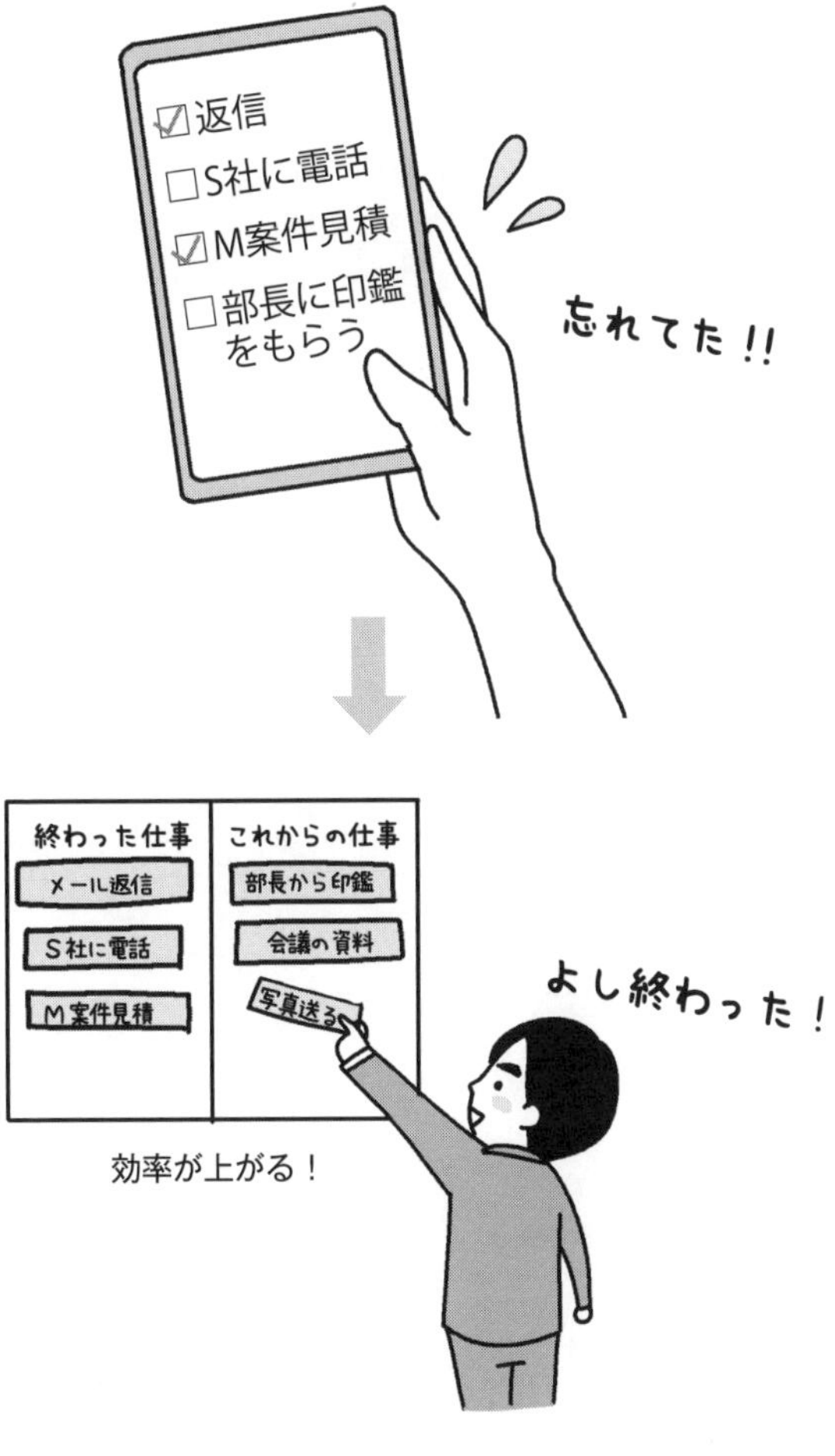
返信
S社に電話
M案件見積
部長に印鑑をもらう
忘れてた!!
終わった仕事
メール返信
S社に電話
M案件見積
これからの仕事
部長から印鑑
会議の資料
写真送る
よし終わった！

効率が上がる！

一流の人の心が落ち着いている理由

何度か出てきたマインドワンダリング（課題無関連思考）の暴走、否定的な思考の反芻は、ワーキングメモリや注意制御機能を鍛えることによって抑えやすくなります。

とはいえ、そのためには、まずマインドワンダリングが暴走していること、自分が反芻の状態に入り込んでいることに気づかなければいけません。

あるいは、勉強中にスマートフォンをいじっているとき、「あ、今自分は、向けるべきでないほうに注意を向けている」と気づけなくては、注意を正しく切り替えることができません。

いずれにしても、自分を客観視して、今の自分の状態に気づく必要がある。

メタ認知とはまさに「**気づき**」の力です。

一流のビジネスパーソンはメタ認知を効率よく機能させています。そのおかげでメンタルのバランスが非常に整っています。

仏教の開祖である釈迦《しゃか》は、菩提樹の下で悟りを開いたと言われています。彼が目指し、到達した「悟り」というのは、実は徹底的なメタ認知のことです。悟りを開いた釈迦は、「この世はマーヤ（幻想）である」と言いました。世界のあらゆる物事は、結局のところ、脳内現象に過ぎない、ということです。

こう言われると、「そんな馬鹿な」と思う人も多いでしょう。

たしかに、今あなたが手に持っている本は幻ではなく、実体があるかもしれません。けれども、本を認識できるのは、その情報が脳に入って、脳内で「本」として認識されるからこそ。

もし、生まれたばかりの赤ちゃんしかいない部屋に本が置いてあっても、それを「本」として認識する人物が存在しないその部屋の中では、そこに「本」はあり得ないのです。それはただの物質です。

その意味で、本も机も椅子も脳内の現象、すなわち幻想だと考えることができるわけです。

ところが、人は世の中の物事をあまりにも実体として信じ過ぎている。だからそれにこだわり、振りまわされ、苦しむことになるのだ……、と釈迦は考えたのです。

悪夢が怖いのは、夢を見ているときにはそれが現実だと感じるからです。本当にモンスターに追いかけられている、と感じるからこそ怖いのです。

「今、自分は夢を見ている」とわかっていれば、少しも怖くはありません。所詮は夢という脳内現象に過ぎないからです。

釈迦の言ったことは、「現実だって脳内現象だと気づければ怖くないよ」ということだとも言えます。

釈迦の悟りの境地にまでたどり着くのはむずかしいかもしれません。しかし、**前頭前野を鍛えてメタ認知をしっかり発動させれば、人生は確実にラクになります**。

たとえば、連休中にSNSを見る。友達がディズニーランドで楽しそうに遊んでいる。

「あいつは楽しそうなのに、自分は何もすることがない」

「なんで誘ってくれなかったんだろう」

「自分は嫌われているんじゃないか」


こんな風にマインドワンダリングが爆発して、嫉妬や悲しみ、怒りといった感情で頭の中がいっぱいになる。結局、その後もＳＮＳをダラダラ見ながら、メンタルをどんどん悪化させつつ連休を過ごしてしまう。

これはメタ認知がなく、目に入った情報や自分の感情に振りまわされている状態。わかりやすく言うと、「ムキーー!!」となっているのです。


では、メタ認知が発揮されるとどうなるでしょうか。

ディズニーランドで遊んでいる友達の姿は、自分の脳内で起きている現象に過ぎません。それに反応して起きた嫉妬、怒り、悲しみといった感情もしょせんは脳内現象だと見極めることができます。

「ああなるほど、あいつはディズニーランドに行ったのか。おや、それに対して自分は『うらやましい』とか『なんで誘ってくれなかったんだ』とか思っているようだね。『嫌われてるんじゃないか?』なんてことも思いはじめたぞ。なるほどね」「ムキーー!!」と「なるほどね」では、その後の行動はまったく変わってきます。「なるほどね」とメタ認知できてしまえば、嫉妬や怒りなんかに時間を費やすのは無益だとわかりますし、好きなゲームをするなり、おいしいものを食べるなりして楽しい脳内現象を満喫しようという判断もできるわけです。

メタ認知は、人生をラクにしてくれる現代的な「悟り」です。

客観視ができる人は状況把握や判断力も高くなりますから、メタ認知は仕事のパフォーマンスアップにもつながります。

また、自己客観視の訓練を積んでおくことは、他人への共感性を向上させるとも言われています。これまで紹介したワーキングメモリ、注意制御機能と同じく、メタ認知も能力向上とメンタルの安定の両方で役に立つのです。

「No-Go」は成功の秘訣

前頭前野の主な4つの機能のうち、最後に説明するのは「No-Go（ノー・ゴー）」。日本語で言うと「抑制機能」です。

今やるべきこと以外に何かをやりたいという欲求が出てきたとしても、それを抑え込んで、今やるべきことをやれる能力のことを言います。

なぜNo-Goが重要なのかについては、有名なマシュマロ・テストと呼ばれる実験を紹介するのがいいでしょう。

これは、4～6歳の子ども600人を対象にした実験です。

実験者は、被験者である子どもの目の前にマシュマロを1個置いて、「今食べてもいいよ。ただし、もし30分後、私が部屋に戻ってきたときまで我慢できたなら、もう

1個マシュマロをあげるからね」と説明して、部屋を出ます。

30分間だけ我慢すればマシュマロをもう1個もらえるわけですから、どう考えても我慢するのが得です。しかし、そこは子どものことですから、我慢できずに目の前にあるマシュマロを食べてしまう子も当然います。

この実験で、我慢できずに食べてしまった子どもと、30分間我慢できた子どもとをその後何十年かにわたって追跡調査しました。すると、

- 我慢できた子どものほうが、学力が高い
- 我慢できた子どものほうが、収入が高い

といった結果が出た、というのです。

目の前の欲求を抑え、やるべきことをやる能力。これが人の成功には深く関わっている、ということがこの実験からうかがえるということです。

No-Go（抑制機能）が強い人は成功しやすい。これは、あたりまえの話ではあります。

たとえば、日本人でも英語を流暢《りゅうちょう》に話せる人。頭がいいとか度胸があるといった理由もあるにせよ、まずは英語の勉強をするべきときに、目先の欲求を抑えて勉強することができた人であるはずなのです。

「スマートフォンを見たい」とか「ソファでゴロゴロしたい」といった欲求を制御できた証です。

これに限らず、目標を立て、それを達成できる人というのは、目先の欲求に流されず、長期的な視点で努力を続けられる人。つまり、No-Goが強い人なのです。

もちろんこれには、すでに紹介したワーキングメモリや注意制御機能、メタ認知も大いに関わっています。前頭前野の主な機能は、重なり合ったり補い合ったりしている、ということをもう一度確認しておきます。

■「防衛本能」に逆らわなくては成功できない

問題は、実際にNo-Goを十分に働かせられる人は少ない、ということ。

なぜなら、人間の脳は、長期的に合理的な選択は取れないようにできているからです。むしろ、**目先の欲で動くようにできているのが人間の脳**だと言っていいでしょう。

そもそも、人類の歴史のほとんどの間、ヒトの平均寿命は30年にも満たない短いものでした。しかも、いつ猛獣に捕食されるかわからない、敵に殺されるかもしれない。それどころか次にいつ食事にありつけるかもわからないという、極めて危険な世界で生きなければならなかったのです。

今もそうした危機的状況の中で生きている人が、この地球上の大半をしめています。

現代の日本は健康寿命が世界トップクラスですが、そんな国ですら約80年さかのぼるだけで生命の危機はそこら中にありました。

こうした過酷な環境では、1年後、3年後、10年後を考えて長期的に合理的な選択などできるわけがありません。それどころか、目先の快・不快で行動するほうが生存の可能性は高まります。

目の前にたくさん食べ物があったら、食べたいだけ食べて脂肪を蓄えたほうがいい。糖質の摂り過ぎとか、カロリーオーバーのリスクなんて考える余裕はないですし、そんなことを考えている個体は次の飢饉で真っ先に餓死します。

ヒトの脳は、こういう過酷な環境に最適化するように進化してきました。

人間が目先の欲求に動かされるのは、それが生存のために役立ったから、なのです。

簡単に言えば、防衛本能です。

サバイバルするための防衛本能がちゃんと働いているからこそ、人は目先の欲求に動かされるし、長期的に合理的な選択が苦手なのです。

問題は、ここ数十年で私たちの生活は大幅に安全、かつ豊かになったのに、環境の急激な変化に脳の進化がまったく追いつけていないこと。

ヒトの防衛本能は、現代社会でのサバイバル、あるいは成功、幸福、自己実現といったものには最適化されていないということです。

防衛本能の判断は、「チャンスがあったらなるべくたくさんの炭水化物を摂って太ったほうがいい」ですが、餓死の危険がほぼない現代社会では、むしろ太ることによる健康被害のほうが長期的には危険です。

さらに、防衛本能は運動もなるべく避けようとします。

ジムになんか行かないで、部屋でゴロゴロしてカロリーを温存するほうが防衛本能からすれば正しいからです。

休日にベッドでずっとスマートフォンを見ているなんていうのは、カロリーをほとんど使わずに快楽を得られる、まさに脳の要求どおりな行動ということになります。

また、過酷な原始社会では、新しい知識を学んだり、広い視点でじっくり考えたりすることに時間を使っていては生き残れません。

おいしそうなにおいがしたら走っていく、よくわからないものに出合ったら一目散に逃げ出す、気に食わないやつと出合ったら攻撃する、といった直感的で速い思考（そ

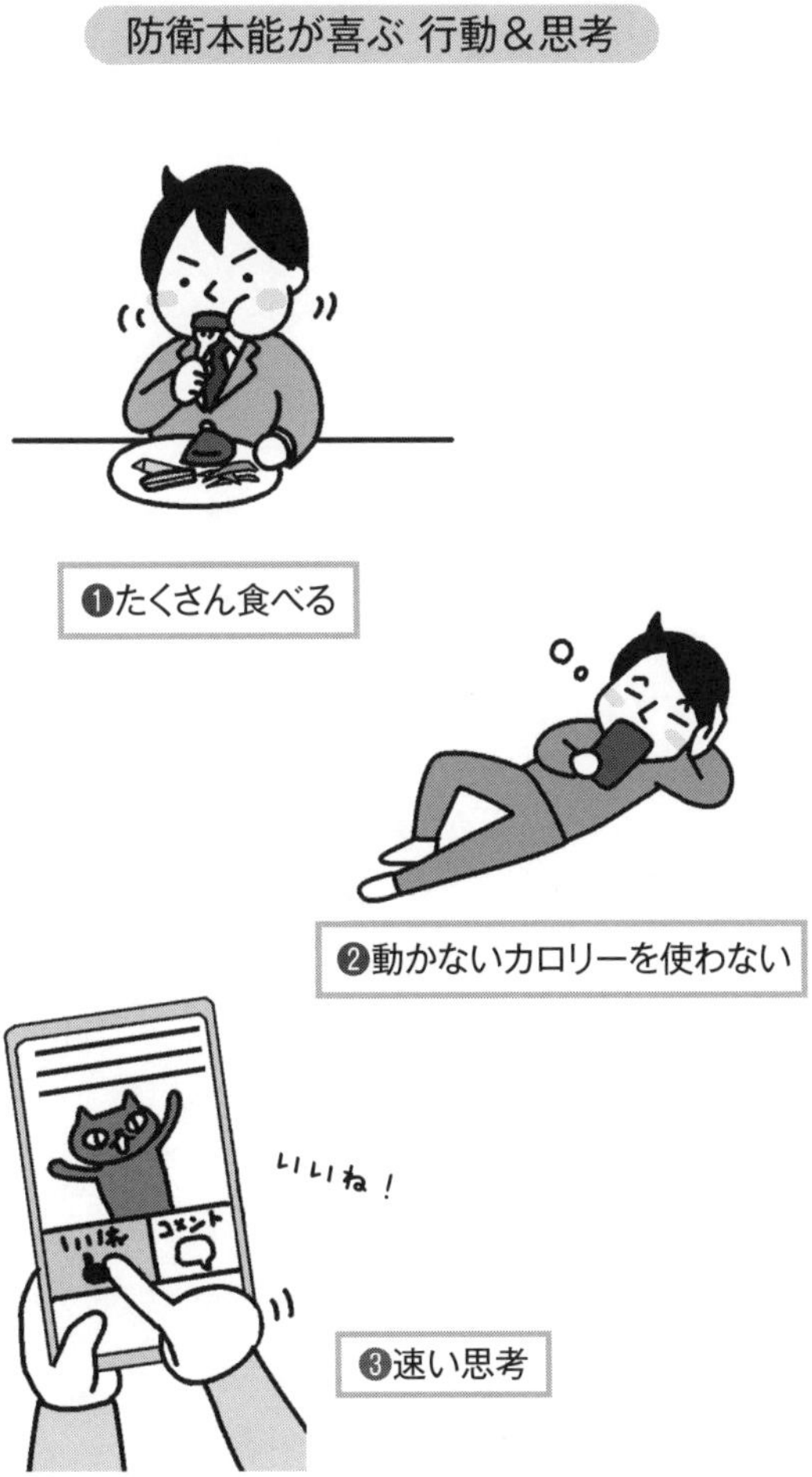
防衛本能が喜ぶ 行動＆思考
❶たくさん食べる
❷動かないカロリーを使わない
いいね！
いいね
コメント
❸速い思考

して行動）ができる者が生き残るのです。

しかし、これらの人は現代社会では短絡的な愚か者でしかありません。インターネットの登場によって超知識社会になっていく中で、勉強したりじっくり考えたりといった「遅い思考」ができない人が成功する確率はゼロに等しいでしょう。

このように、今の世の中で成功するために適切な行動を、防衛本能は嫌ってしまいます。ということは、私たちはこの防衛本能を抑え込まなければいけない。防衛本能が命ずる目先の欲求に従った行動を抑制しなければいけない。そこで必要になるのがNo-Goというわけです。

本能にあらがうと言うと、とてもむずかしいことのように思えるかもしれません。

実際、食べ過ぎたり、運動や勉強をサボってしまったり、ネットでくだらない炎上案件を延々と見てしまったり、といった行動とまったく無縁な人はいないでしょう。それだけ防衛本能は強いことは確かです。

とはいえ、防衛本能は人間の動物的な部分から出てくるものであるだけに、あたかも犬をしつけるようなシンプルなメソッドで「飼いならす」ことができるものでもあります。No-Goを鍛える方法については、後ほどくわしく説明することにします。

ここまでで、前頭前野の主な4つの働きについて説明してきました。

この章のはじめに述べたことのくり返しとなりますが、前頭前野の機能が優れている人が、すなわち「頭がいい人」です。

仕事のパフォーマンスを上げること、プライベートも含めて生活を充実させていくこと、さらにはメンタルを安定させて幸福度の高い生活を送っていくこと。すべてに前頭前野は関わっています。

脳のポテンシャルを引き出すためには、まずは脳の性質を知らなくてはいけません。脳のマネジメントの第一歩は、脳を知ることです。そこで、この章では脳の働きの主要部分である前頭前野の機能を学んだわけです。

次章では、その前頭前野をどうやってパワーアップさせていくかを見ていくことにしましょう。

第2章

最高のパフォーマンスを発揮する「脳の鍛え方」

■「集中力」の秘訣を知る

前章では、脳の前頭前野には主な働きが4つあることを学びました。

すなわち、「ワーキングメモリ」「注意制御機能」「メタ認知」「No-Go（抑制機能）」です。

これらは、別々のものであると同時に、すべて同じ前頭前野の働きですから、相互に関係しています。重なっていたり、補い合っていたりするわけです。

たとえば、今やるべき仕事に集中できる人は、日常の言葉で言えば「集中力がある人」です。

これは、前頭前野の働きから見ると、ワーキングメモリ（目標を見据えてタスクの優先順位を整理）、注意制御機能（目の前の仕事に適切に注意を向ける）、メタ認知（注意がそれそうになる自分に気づく）、No-Go（関係ないことをしたいという欲求にストップをかける）の4つがすべてきちんと働いている人、と言うことができます。

これは前章の説明で理解していただけるでしょう。

この章では、前頭前野を鍛える方法について説明していきます。

そこで、まずはあなたにとって身近で、切実だと思われる「集中力」、今やるべきことにきちんと注意を向ける、という課題に効くトレーニングを取り上げましょう。

これを通じて、前頭前野を強化する上での基本的な考え方、生活習慣なども説明していきます。


集中力を高めるための前頭前野のトレーニングは、注意制御機能の強化が中心になります。とは言っても、前述のように4つの主な働きは深く関連し合っていますから、ひとつを鍛えれば他の3つにもよい影響を与えることが期待できます。

まずは注意制御機能中心のトレーニングを題材にして、脳を鍛えるコツをつかむ、と考えてください（もちろん、4つの機能それぞれを鍛える個別のセルフワークメニューについても、第4章でくわしく説明します）。

さて、集中力を高めるためのトレーニングには、３つのポイントがあります。

第一に、いわゆる集中力とは、今やるべきことに正しく注意を向け（続け）られること。すなわち、前頭前野の働きのうち、注意制御機能が特に深く関わっています。

そこで、**集中力を高めるためには、まずは注意制御機能を強化すればいい**ということ。

第二に、集中しているときというのは、前章で何度も登場した、あのやっかいなマインドワンダリング（課題無関連思考）がとても少ない状態でもあります。

そこで、**マインドワンダリングを抑えるトレーニングも必要**であるということ。具体的に、ここではメタ認知のセルフワークを紹介することにします。

第三に、トレーニングと同時に、脳の疲れをとるケアも欠かせないということ。

これは、集中力のトレーニングに限らず、これから本書で紹介していく脳のトレーニング全般にも関わる話です。

筋肉と同様、脳も鍛えようとすれば疲れます。疲れを放置すれば、強化されるどころか「故障」につながってしまうのも筋肉と同じです。

トップアスリートが練習と同じくらいに休養やボディケア、栄養に気を使うように、脳をトレーニングするからには脳をいたわるケアが必要なのです。

というわけで、**セルフワークと同時に実践していただきたい「脳にいい生活習慣」**もここで紹介したいと思います。

それでは、具体的な説明に入っていきましょう。

意識的に「見る」だけで脳は変わる

集中力を高めるためには、前章で説明した前頭前野の4つの働きのうち、注意制御機能を向上させるのが効果的です。

そこで、まずは、注意制御機能を鍛えるための基本的なセルフワークを紹介しましょう。

やり方は、とても簡単です。

①身のまわりにある、どこか一点を選びます。一点というのは、たとえば「スマートフォンの電源ボタンの右の端」くらいの、ごく小さな点です。ボールペンの先端でもいいですし、本やノートの角の部分でもいいでしょう。もちろん、適当な紙に点を打つのでもかまいません。

②一点を決めたら、しっかりと目を見開いて、能動的に、集中してこの点を見てください。時間は3〜5秒です。

これを1日に10回ほどやりましょう。これだけで、注意制御機能は向上します。「こんな簡単なことで?」と思われるかもしれませんが、実際にやってみると、普段とは違う脳の使い方をしているのを体感できるはずです。

現代人の生活は、常に何かをボーッと見ていて、大量の情報をダラダラと受け取っている生活です。ネットを見ているときなどはまさにそうでしょう。

一点注視法

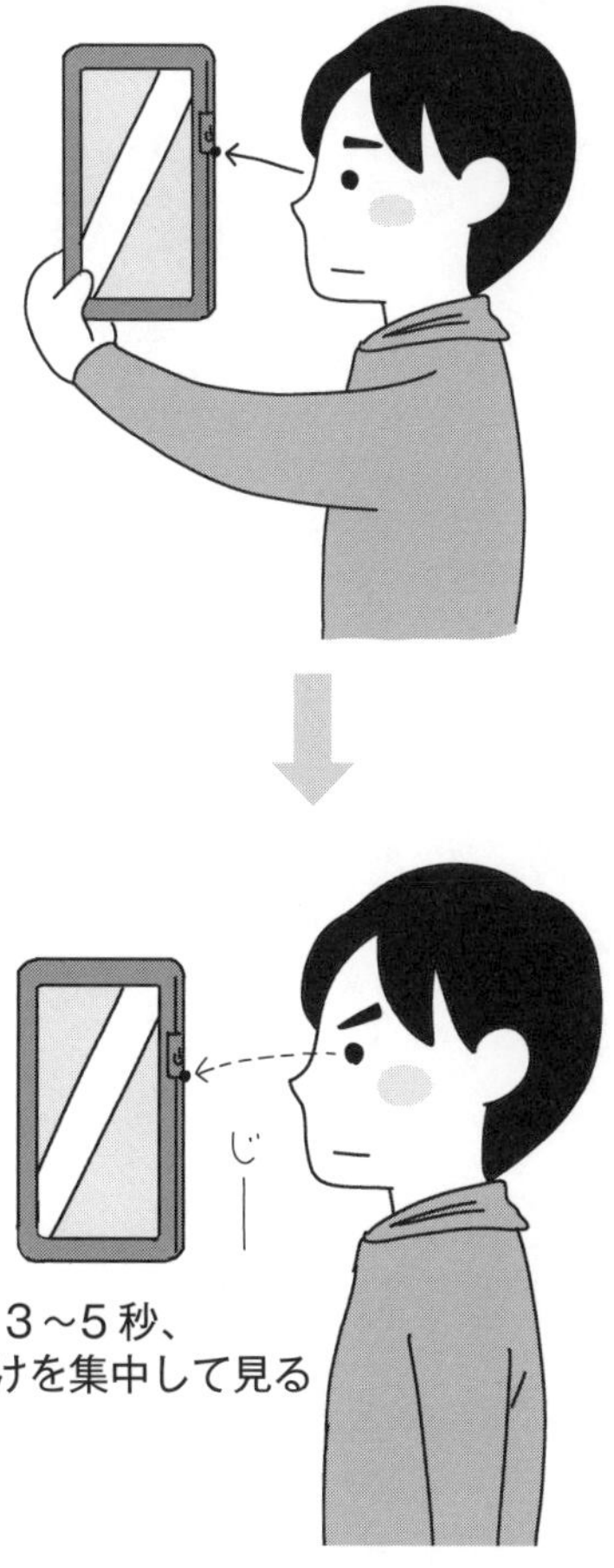

その一方で、能動的に、集中して何かを見つめるという時間があまりにも少ない。だからこそ、ほんの数秒、集中して見るだけでも注意制御機能のトレーニングになるのです。

この「一点注視法」のいいところは、暇なときにいつでもどこでもできることです。

電車に乗っているとき、中吊り広告の一点を決めて見つめる。

レジに並んでいるとき、レジ横に積んであるガムのパッケージの角を注視する。

思いついたらいつでも実践できます。わざわざ時間を取らなくても、こうした機会を利用すれば1回3～5秒、1日10回くらいはすぐにクリアできるわけです。

集中力を今すぐ上げるカンタン自己催眠

一点注視法は、注意制御機能のトレーニングの基礎です。注意制御の「基礎体力」

をつけるトレーニングと言ってもいいでしょう。

次にやるべきことは、もう少し実践的な力をつけるトレーニング。注意が他へ向きそうになる状況で、適切な方向に切り替える力を養います。前章で説明した、「注意の切り替え」を鍛えるのです。

これも、やり方は簡単、かつ日常生活の中でできるものです。

仕事で何かの作業に集中しなければいけない場面があります。たとえば、報告書をパソコンで打っているとしましょう。

このときに、作業をしながら、「私は今、報告書に集中している」と3～5回、言ってみましょう。

声に出したほうがいいですが、近くに人がいてはばかられるようなら口を動かすだけでもかまいません。

「私は今、○○○に集中している」と数回口に出して言うだけで、人間の注意はその「○○○」に向かいます。

この方法は、簡単に言えば自己暗示、あるいは催眠のようなものです。

自己暗示とか催眠というと、危険な感じがします。実際、心理療法の世界では、こうした手法は基本的にご法度とされています。

しかし、暗示や催眠が禁じられるのは、効果があるからこそ、でもあります。治療者がクライアントをコントロールできてしまうくらいの効果があるからこそ、それは倫理的にまずいし、危険な副作用が起きかねない、ということです。

この点、自分に暗示をかける分には倫理的にも安全性の面でも問題はありません。どんどん活用しましょう。

実際にやってみると、この方法で注意力をコントロールできるのはそれほど長い時間ではありません。せいぜい数分です。多くの人は、すぐに気が散って、余計なことに注意を向けてしまうと思います。

注意力が続かなくなったら、また3〜5回、「私は今、○○○に集中している」と唱えます。これでまた、しばらくは注意を元に戻すことができるはずです。これを作業が続く間、くり返し行うのです。

さらに、この自己暗示を毎日くり返していると、次第に注意力を正しい方向に向ける、切り替える力がついてきます。

筋トレをした翌日、いきなり体型が変わる人はいません。

同様に、脳のトレーニングも、いきなり目に見える効果が出るわけではありません。トレーニングを継続していくと、気がついたときには変化が起きている、というのが実際のところです。

一点注視法にしても、この自己暗示法にしても、日常生活の中で気長に続けることが大切です。

■「実況中継」でメタ認知を鍛える

何かに集中しようとすると「雑念」が入る、というのは誰でも経験することです。

目の前のパソコンのディスプレイに意識を集中しようとしているのに、つい頭に好きなラーメンが浮かんできてしまう、というようなことです。

この「雑念」のことを、脳科学的にはマインドワンダリング（課題無関連思考）と呼ぶことを前章で説明しました。

ラーメンを思い浮かべるくらいならいいですが、ネガティブな記憶、ネガティブな自己評価といった方向にマインドワンダリングが爆発する反芻が起きると、メンタルに非常に有害であることもすでに述べたとおりです。そうなってしまっては集中どころではありません。

そこで、集中力を高めるためには、マインドワンダリングを減らす必要があります。そのために、ここではメタ認知を鍛えるセルフワークに取り組みましょう。

実は、メタ認知に効くトレーニングを、あなたはすでにはじめています。

この本を読み進めながら、脳の働きの基本的な知識を得る。脳は、マインドワンダリングの爆発、反芻といった困った動きをすることがある、と知る。

これだけで、すでにメタ認知＝自分の客観視をしやすくなっているのです。

これまでは、反芻が起きたときには「あんな失敗をした」「あんなひどいことをされた」「自分はダメなヤツだ」……といったネガティブな記憶・感情の真っただ中で翻弄され、苦しむだけでした。

一方、

「人間にはマインドワンダリングや反芻といったことが起きる。当然、自分にも起きる」

と知った後はどうでしょうか。同じ状態になっても、ただ苦しむだけでなく、

「自分は今、例の反芻というやつをやっているんだ」

と思うことができる。

いわば、沼にはまっている自分を、客観的に見ることができるのです。これだけでもすでに、初歩的なメタ認知はできています。

その上で、本格的にメタ認知を鍛えていくトレーニングとしておすすめしたいのが「実況中継」です。

これは文字どおり、自分が今思っていることを実況中継していくというもの。

たとえば、以前にミスをして、上司に叱られた記憶が、そのときの罪悪感、恥ずかしさ、恐怖といった感情とともに蘇ってきたとします。反芻です。

反芻がはじまったら、

「今、私は『ミスをして申し訳ない』と思っている」

「今、『自分はダメな人間だ』と思った」

「『普段は温厚な部長が怒っている。怖い』と感じている」

というように、次々と浮かんでくる否定的なイメージ、思考、感情を逐一、実況中継していきます。

マインドワンダリングの波に翻弄されている自分、反芻の沼にはまっている自分を、第三者の立場から描写するのです。

反芻が起きたときに実際にこれをやってみると、それだけで気分が少し楽になるのを感じられるはずです。

そして、この実況中継を習慣づけることによって、メタ認知の能力は鍛えられていき、マインドワンダリングは減少します。

メタ認知を鍛える実況中継

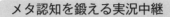

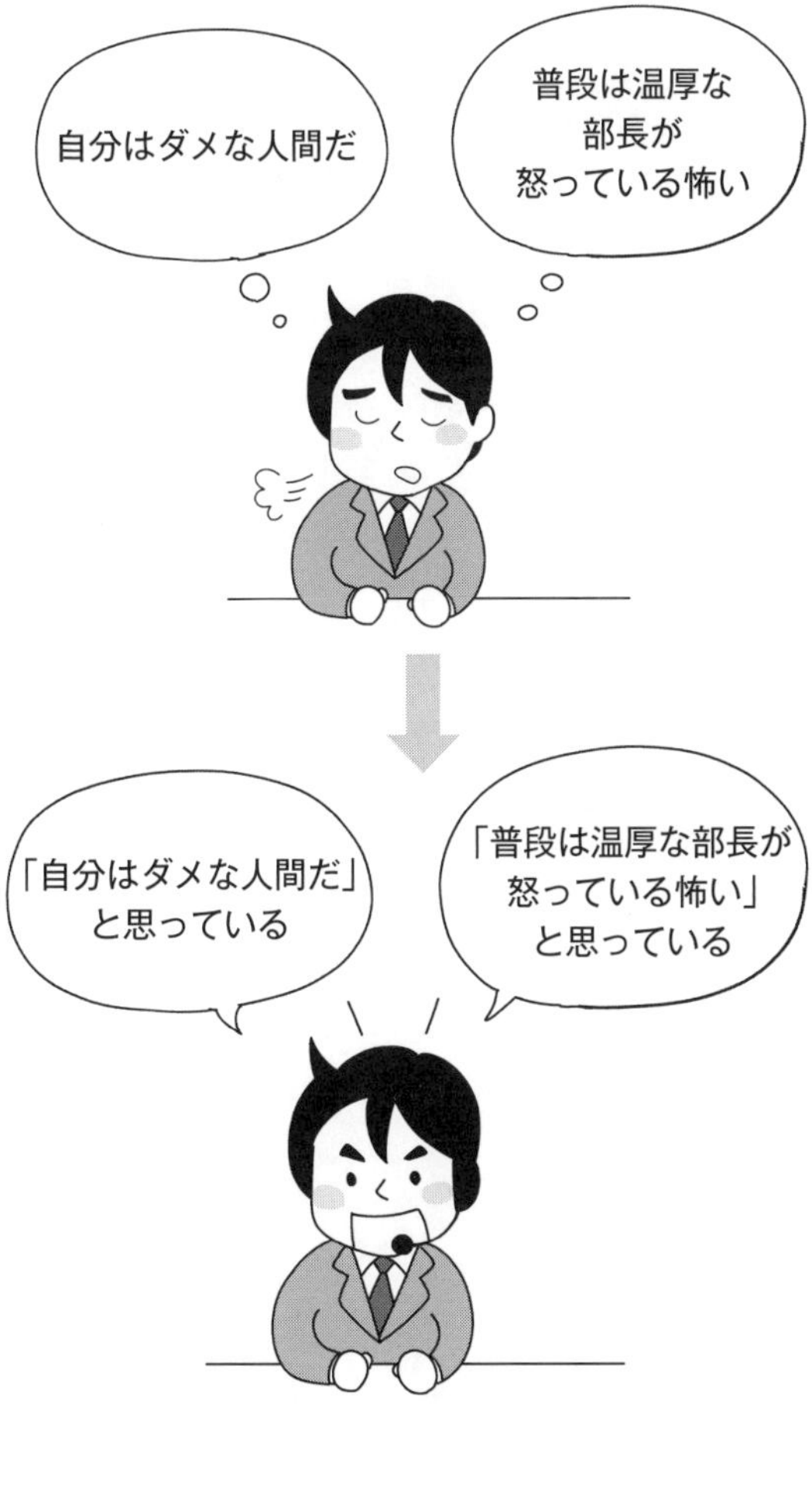

集中力を高めるには環境を変えること

集中力を高めるために、トレーニングだけでなく、環境を整えることも考えましょう。

どんな環境が集中力を高めてくれるのか。まず、理想論に少しつき合ってください。

集中力を高めるためには、できるだけ入ってくる情報を減らす、特に視覚情報を減らすのが有効というのは、おそらくすべての心理学者や脳科学者たちが同意することです。つまり、余計なものが目に入らないようにする、ということ。

というわけで、仕事場のデスクの上は作業に使うパソコン以外は何も置かないようにします。電話機を置くなどもってのほかです。電話がかかってきたら集中が途切れるのはもちろん、いつ鳴るかわからない電話機が目に入るだけでも集中の妨げになります。

また、オフィスで他の人が動きまわっているのも気が散るもとですから、デスクのまわりはパーテーションで囲む。できれば一人ひとりに個室があるのが望ましい。

これが、集中できる環境です。

もしも、会社のオフィスがこんな環境だったら、「集中力がなくて」と悩む人は激減するでしょう。言うまでもなく、こんな環境を整えることはほとんどの人にとっては不可能です。

とはいえ、集中力を高めるために、できることはあります。

職場のオフィスを大改造するのは無理でも、自宅で勉強や読書をするスペースを整理整頓することはできます。机の前にごちゃごちゃとポスターが貼ってあったりすると余計な視覚情報が増えますから、はがしたほうがいいでしょう。

職場でも、せめてデスクの上をいつも片づけておくことはできます。固定電話を勝手に撤去するわけにはいきませんが、せめて作業中はスマートフォンをカバンなり引き出しの中にしまって、目に入らないようにすることはできるでしょう。

このスマートフォンの扱いは、特に気をつけてほしいところです。

前の章でも、スマートフォンは脳にさまざまな悪影響を与えるものとして何度も登場しました。オフィスで作業に集中するとき、自宅やカフェで勉強に集中したいとき、**スマートフォンを目に入らないところに置く**。簡単なことですが、これだけで集中力は高まります。

ところが、これだけのことができていない人はかなり多い。せっかくカフェで資格試験のテキストを開いているのに、わざわざ目の前にスマートフォンを置いて、ときどき見ながら勉強をしている……という人はよくいます。

集中できる環境づくりといっても、むずかしいことはありません。まずは、わざわざ集中力を削ぐような習慣をやめればいいのです。

その第一歩が、スマートフォンをしまうことです。

■「オペラント学習」によるスマートフォン依存

ついでにここで、なぜ私たちはこれほどスマートフォンに依存してしまうのかについても説明しておきましょう。

これも前章で述べたことのくり返しになりますが、私は決してスマートフォン否定派ではありません。スマートフォンはすばらしい道具です。

ですが、残念ながら弊害もあり、それは現代人の脳にとって深刻な害である、これは否定できません。

人が、なぜスマートフォンを手放せなくなってしまうのかを学ぶことは、これから脳を鍛えていく上で障害となるさまざまな悪い習慣への対処法にもつながります。

私たちはなぜひっきりなしにスマートフォンをいじって時間をムダにし、やるべきことへの集中力を失い、さらにマインドワンダリング（課題無関連思考）を爆発させてメンタルまで悪化させてしまうのか。
それには人間の「行動」を分析する必要があります。

前提としなければいけないことは、人間は「その行動を取ると、自分が望む結果が得られるから行動している」ということです。

あたりまえですが、「行動すること」自体が目的ではありません。行動したその先に目的があるのです。

たとえば、ガスレンジのボタンを押して着火するとき。「ボタンを押したいから押すんだ」という人はいないと思います。「押すと火がつく」という結果が得られるから、そうするはずです。

「OK Google（オッケーグーグーグル）」と言いたいから言うのではなく、「OK Google」と言えば、スマートスピーカーが反応してくれるから言う。

アクセルを踏みたいから踏むのではなく、アクセルを踏むと車が加速するから踏むなど、行動にはその先に目的が存在するものです。

さらに、脳には行動して自分が望む結果が得られると、その行動をくり返そうとする性質があります。過去の行動の結果が、現在の行動を促したということ。心理学的には、行動が「強化された」と言います。

先ほどの例で言うと、スマートスピーカーが反応してくれたという結果が得られたから、また「OK Google」と発声する行動を強化する。しょっちゅう呼びかけて、スマートスピーカーは生活の一部となる。

車が加速したという結果が、アクセルを踏むという行動を強化する。街中でもスムーズに車を走らせることができるようになる。

このように、望んだ結果（報酬）に反応して、人がある行動を進んでやるようになることを、「オペラント学習」と言います。

実は、スマートフォンに依存しやすいのも、このオペラント学習が働くからです。

タップ：スマートフォンの画面を指先で軽くタッチ（行動）すると、
↓ ただちに作動する（望んだ結果＝報酬）。

スワイプ：画面を指で押して特定の方向へ動かす（行動）と、

↓　すかさず画面が移動する（望んだ結果＝報酬）。

さらにスマートフォンを使うたびに、新しい情報という刺激が即座に得られる、という報酬をもらい続けられるから、脳内では「スマートフォンに触れる」という行動がどんどん強化されていくという仕組みです。

つまり、**スマートフォンを使えば使うほど、もっとスマートフォンに関わりたくなる、というオペラント学習が起きている**のです。

結果として、スマートフォンに依存するようになってしまうわけです。

もちろん、スマートフォンに限らず、薬物依存でも、アルコール依存でも、買い物依存でも、依存症になる過程には多かれ少なかれオペラント学習が関わっています。

どうやってスマートフォン依存を脱却していくか、さらに、やるべきでないことをやらないようにするにはどんなトレーニングが有効か、については、後でNo-Go（抑制能力）のセルフワークの項目でくわしく紹介します。

ここでは、「結果が行動を強化する」というオペラント学習のメカニズムを理解して

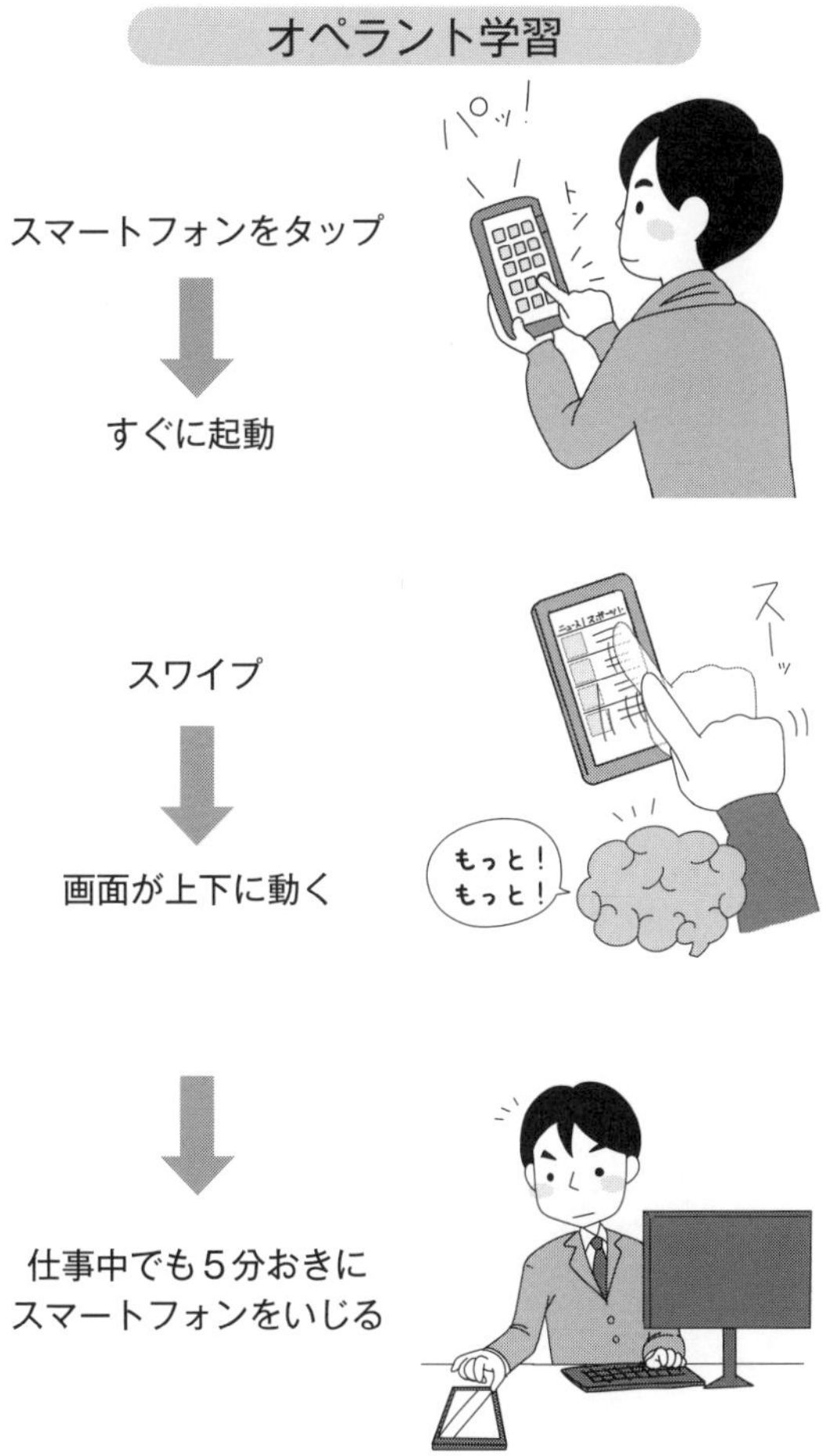
オペラント学習
スマートフォンをタップ
すぐに起動
パッ！
トン
スワイプ
画面が上下に動く
スーッ
もっと！
もっと！
仕事中でも５分おきに
スマートフォンをいじる

おきましょう。

「スマートフォンをいじりたくなって、実際にスマートフォンをいじると、もっといじりたくなるんだな」こうした理解があるだけでも、メタ認知が働きやすくなり、「つい、スマートフォンを手に取ってしまう」ということは減るはずです。

■セルフワークを習慣化させる方法

先ほど説明したオペラント学習は、実は集中力を高めるためにも応用できます。

やり方は簡単で、やるべきことに集中できたら、自分にごほうびをあげるのです。

報酬によって「仕事や勉強に集中する」という行動を強化していくわけです。

もっとも手軽な報酬は、ほめてあげること。

たとえば、こんなやり方です。

20分でも、10分でも、人によっては5分でもかまいません。仕事や勉強など、やるべきことに一定時間集中できたら、すかさず自分をベタぼめしましょう。

「よくやった」「えらい」と声に出してもいいですし、心の中でほめながら自分の二の腕のあたりをポンポンとたたいてあげてもいいでしょう。

もちろん、報酬は好きなお茶を飲むことでもいいですし、20分集中したらおやつのナッツをひとつ口に放り込んでもいいでしょう。


おすすめしたいのは、シールです。

台紙を用意しておいて、一定時間集中できたら、シールを1枚貼るのです。

「小学生じゃあるまいし、シールなんかうれしくない」と思うでしょうが、実はこれが意外なほど効果的です。

人間は好きなものを集めたくなる性質がありますが、同時に、集めているものを好きになるという性質もあります。「シールなんて」と思っていても、台紙が次第にシールで満たされてくると、「もっと集めたい」という欲求が出てくるのです。

また、台紙に貼ったシールの数は、自分が何セット集中できたかを表しています。つまり、自分の努力が視覚化されている。これが達成感や満足感につながります。自分はやれる、もっとがんばろう、と思えるわけです。

オペラント学習のための報酬は、ここで紹介したようなごくささいなごほうびで十分です。集中力の向上はもちろん、良い習慣をつけるための道具として、うまく活用してください。

脳ケアの基本は「活性酸素除去」

ここまで、集中力を高めるためのセルフワークを紹介してきました。

こういったトレーニングを実践していく上では、同時に、脳のケアをしてあげることも大切です。

何かに集中するというのは、脳にとってはストレスフルなことです。

なぜなら、集中とは、脳の特定の神経系ばかりに負担をかけ続けることだからです。

使い続ければ、その神経系は当然、疲労します。活性酸素が大量に発生し、放っておけば神経細胞が損傷してしまうのです。

ですから、第1章で見た防衛本能にとっては、ひとつのことに集中しないのは正しい。すぐ飽きてしまう、気が散ってしまうというのは、脳を損傷から守ろうとする防衛本能の働きであるわけです。

現代社会でうまくやっていくためには、防衛本能に逆らわなければいけないと言いました。防衛本能が「やめろ」と言っても、集中すべきときにはしなければ成功することはできません。

だからこそトレーニングをしているわけですが、同時に、疲れた脳をいたわってやることも考えなければなりません。ただがむしゃらに脳を鍛えるだけでは、あっという間に脳が疲れ果ててしまって、トレーニングを継続できなくなってしまいます。

私はこれまで脳に有効なセルフワークを、発達障害のある人はもちろん、さまざまな人たちに向けて、本やYouTube、講演会などで紹介してきました。

そのときに、かならず最初に言うことは「**これから紹介するセルフワークは、まともな栄養と睡眠を取れていることが前提です**」ということ。

つまり、脳をいたわる生活習慣が前提となって、はじめてセルフワークが有効になるということです。もちろん、集中力を鍛えることだけでなく、これはあらゆる脳のトレーニングについて言えることです。

そこで、ここでは栄養と睡眠を中心に、脳にいい生活習慣を紹介していくことにします。

さて、脳の特定の神経系ばかりを酷使すると、活性酸素が増加して脳を損傷する、と言いました。

これは、もう少しくわしく言うと、活性酸素が増えて、その結果、脳に炎症が起こるということです。

炎症というのは、赤み（発赤）、発熱、腫れ、疼痛を指します。

炎症は体の免疫システムとして必要不可欠なのですが、慢性炎症を抱えることはいけません。当然、脳が炎症を起こすのも大問題です（脳は炎症を起こしても痛みを感じませんが、それがまたやっかいです）。

そこで、活性酸素を発生しにくくすること、発生した活性酸素を取り除きやすくすること、それによって炎症を防ぐことが大切です。そのために役立つ生活習慣が、脳にいい習慣ということになります。

脳が働きやすくなる食生活

では、具体的に何をすればいいか。まず、食生活から見直していきましょう。とりあえず、確実に炎症の原因となる食べ物を減らすことからはじめます。それは、**「糖質」**と**「悪い油」**です。

どのように糖質を減らすか、悪い油、逆に摂取を増やすべき良い油とは何か、について、くわしくは後ほど説明します。ここではとりあえず、**糖質と悪い油の宝庫であるジャンクフードをできるだけ避ける**、と考えてください。

たとえば、先ほどオペラント学習の報酬となるおやつとしてナッツを挙げましたが、これをチョコレートなどの甘いお菓子にしてしまうのは、糖質の摂り過ぎにつながるのでおすすめできません。

もちろん、摂取していい糖質の量（これも後ほど説明します）を知った上で、量を制限しながら楽しむのはかまいません。とりあえず、**ジャンクフードや甘いお菓子はできる限り控えるのが脳にはいい**、ということをここでは覚えておきましょう。

次に、発生した活性酸素を除去するために、多種多様な抗酸化物質を摂取するようにしましょう。

代表的なものとしては、「L-カルノシン」というアミノ酸です。これは、脳や筋肉の中に蓄積されて、活性酸素が発生したときに放出され、除去する働きを持っています。脳をいい状態に保つためには、非常にありがたいアミノ酸だと言えるでしょう。

そこで、L-カルノシンをサプリメントで摂取してください、と言ってもいいのですが、ここではまず、**「タンパク質」をしっかり摂る**ことをおすすめします。

L-カルノシンを含め、あらゆるアミノ酸の基になるのはタンパク質を多く含んだ食品です。人体が必要としているアミノ酸はL-カルノシン以外にも多数ありますが、

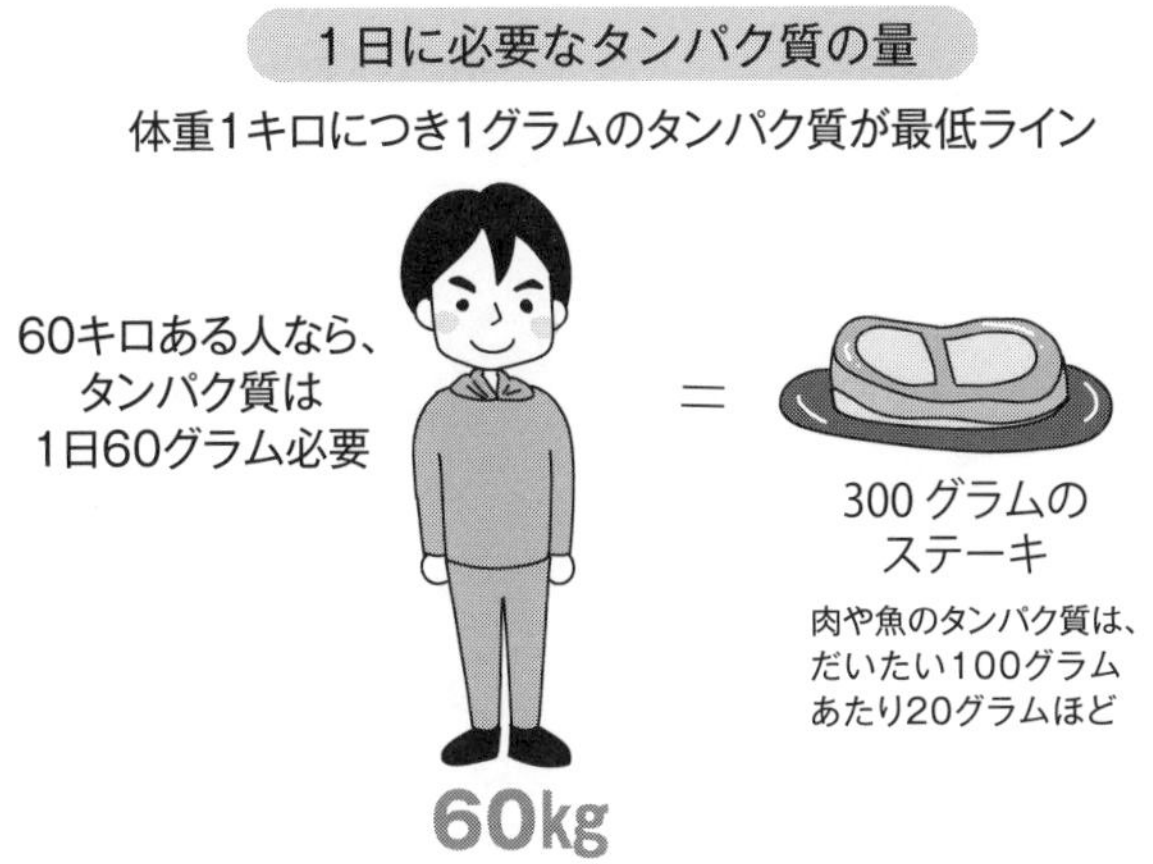
1日に必要なタンパク質の量
体重1キロにつき1グラムのタンパク質が最低ライン
60キロある人なら、タンパク質は1日60グラム必要
＝
300 グラムのステーキ
肉や魚のタンパク質は、だいたい100グラムあたり20グラムほど
60kg

これらはすべての種類がそろっていてこそ有効に作用するという性質を持っています。

　ということは、まずは**タンパク質の摂取量を増やして、さまざまなアミノ酸の量を底上げするべき**です。特定のアミノ酸を狙ってサプリメントなどで摂取するのは、その後で考えればいいでしょう。

　現状では、日本人の多くはタンパク質の摂取量が足りていません。米や麺類などを主食とする食生活のため、タンパク源である肉や魚などがどうしても少なくなりがちだからです。

　では、1日に必要なタンパク質の量はどのくらいかというと、**体重1キロにつき1**

日1グラムのタンパク質摂取が最低ラインです。60キロある人なら、60グラムはタンパク質を摂らなければいけない、ということになります。

肉や魚は、だいたい１００グラムあたり20グラムほどのタンパク質を含んでいます。１日の必要量を充足するためには、３００グラムもの肉を食べなければいけない。くり返しますが、これはあくまでも最低限のラインです。

そう考えると、朝は食欲がなくて抜き、昼はカフェラテと菓子パン、夜はパスタといった食生活だと、圧倒的にタンパク質が不足してしまうのがわかると思います。

肉や魚を１日に３００グラムも食べるというと、食の細い人はきびしいと感じられると思います。「肉は好きじゃない」「魚は苦手だ」、という人もいるでしょう。

ただ、豆腐や納豆などの豆製品にもタンパク質は含まれていますし、卵も１個あたり５～６グラムほどのタンパク質を含んでいます。

さらに最近は、シリアルにも「タンパク質を摂る」ということを目的に開発されたものが多数出ています。

また、アスリートや筋トレ好きの人が使うもの、と思われがちな粉末プロテインも、実は少食な人がタンパク質を補給するのに便利なツールでもあります。最近のプロテインは、改良が進んで味も良くなっています。コスト的にも、肉や魚を大量に食べるのにくらべれば安上がりです。

自分にとって無理のない方法で、まずは体重1キロあたり1グラムのタンパク質を毎日摂るように心がけてみてください。

セロトニンを増やし、脳を元気に

最近、ストレスに対抗するホルモンとして、「セロトニン」が注目されるようになってきました。「幸せホルモン」などとも呼ばれるセロトニンは、ストレスを軽減して心を安定させる働きがあります。逆に、セロトニン不足がうつの原因になる、といったことも知られています。

このセロトニンは、脳や体の疲れとも深く関連しています。脳内に活性酸素が増えるとセロトニンが欠乏して、これが疲労感の原因になるのです。トレーニングで脳が疲れたら、その分だけセロトニンの分泌を促してやる必要があります。

また、セロトニンは安眠を促すホルモンである「メラトニン」に変化します。脳の疲れを取り、パフォーマンスを上げるためには安眠は欠かせません。さらに、メラトニンには抗酸化作用もあります。

というわけで、メラトニンの量を増やしてやるためにも、まずはセロトニンを増やさなくてはいけません。

では、どうすればセロトニンの分泌を増やせるのか。

まずは、**「ビタミンB群」を大量に摂ること**です。

くわしい説明は省きますが、セロトニンは「L-トリプトファン」というアミノ酸と、ビタミンB群とが脳内で出合うことによって作られます。

そこで、原料であるビタミンB群をしっかり摂る必要性が出てくるわけです。できれば、1日50ミリグラム以上摂取することが望ましいとされています。

ビタミンB群は、レバーなどの食品に豊富に含まれていますが、もちろんサプリメントで摂る方法でもいいでしょう。「ビタミンB群」または「ビタミンBコンプレックス」という名前で商品化されています。

もう一方の原料であるL-トリプトファンはアミノ酸ですから、先ほど言ったようにタンパク質をたっぷりと摂ることで確保するようにします。

L-トリプトファンを、単独で摂取できるサプリメントもあるのですが、これはおすすめしません。大量に摂り過ぎると、キヌレン酸という活性酸素の一種に変わってしまい、かえって脳の疲労を増やす恐れがあるからです。

朝は太陽を「チラ見」する

もうひとつ、セロトニンを増やすために重要なのが光です。

最低でも2500ルクス以上の強い光を、朝10時までに目に入れることを心がけましょう。

これは、不眠症の治療としても行われている方法で、体内時計を正常に戻す効果があることが知られています。同時に、セロトニン分泌を促す効果もあるのです。

2500ルクス以上の光、と言ってもピンと来ないかもしれません。一番わかりやすい例は、太陽の光です。太陽の光は10万ルクス以上もあります。

晴れた日なら、朝のうちに太陽を「チラ見」しましょう。直視すると目に良くないですから、チラ、チラ、と断続的に見れば十分。両目の合計で30秒ほどチラ見する習慣をつけてください。

問題は、晴れていない日です。日本列島の大部分では、朝から太陽が出ている日というのは1年の半分ほどしかありません。また、冬の間は日光が弱くなります。

冬季うつ障害といって、11~3月くらいの間、気分が沈みがちになり、元気がなくなる人がいます。これは、冬季の日照不足によってセロトニンシステムが不調になることが原因だと考えられています。日光の不足は、脳に大きな影響を与えるのです。

そこでおすすめしたいのが、医療用の人工照明器具です。1万ルクスの強い光を発するもので、前述した睡眠障害や、冬季うつ障害の治療に使われます(「ブライトライト」という商品名で検索してみてください)。

強い光といっても、太陽光とはちがって、目を痛める心配はありません。30分くらい強い光を浴び(目に入れ)続ける、という使い方ができます。これで、太陽光では足りない光を補うわけです。

冬季うつ障害の場合は、1時間以上。顔から40センチメートル以内にブライトライトを置いてください。

医療用人工照明器具は、それなりの値段もするものですし、かならずなければいけない、というものではありません。とりあえず、太陽が出ているときは朝10時までに「チラ見」する、という習慣だけでも実践してください。

ただ、冬になると元気がなくなりやすい人、ストレスを感じやすい人など、「セロトニンの分泌が弱いのでは?」という心当たりのある人なら、導入を考える価値は十分にあります。

ちなみに私は、セロトニンシステムがとても弱いです。ぶっ壊れている、と言ったほうが正確かもしれません(笑)。ですから、ブライトライトを3台並べて、毎朝20分は光を浴びることを習慣にしています。

なお、まれにではありますが、ブライトライトを使うと「副作用」が出ることがあります。

朝のうちに強い光を浴びることには、体内時計を正常化する効果があります。つまり、夜になると眠くなり、朝になると目覚めるということです。

この効果が強く出過ぎて、本当は7時に起きたいのに、4時とか5時に目覚めてしまってその後は眠れなくなる、という人がときどきいます。早期覚醒障害と呼ばれるものです。

この副作用への対策は簡単。夕日を意識して見るようにするか、夕日が見えない日には、日没の時間にブライトライトを浴びるようにします。すると、前倒しされ過ぎた体内時計が適度に後ろ倒しされ、うまく睡眠時間を確保できるようになります。

■「ゆるい糖質制限」で脳を守る

脳の炎症を抑えるための生活習慣として、ぜひ実践してほしいのが、ゆるい糖質制限です。

最近では、健康のために糖質の摂取を控えめにしたほうがいいとよく言われるようになってきました。その理由はいくつもありますが、もっとも大きな理由のひとつが、脳への影響です。

ご飯や麺類、パンなどの穀物、あるいは砂糖などの糖質を摂るとブドウ糖が脳に運ばれ、それが終末糖化産物（ＡＧＥ）と呼ばれるものに変化します。このＡＧＥが、脳内における活性酸素消去の能力を下げてしまうのです。

もちろん、多少の低下ならば問題はありません。しかし、もともと脳が疲れていて活性酸素が増加しているときにこれが起きてしまうと問題です。セロトニンの不足などによって、すでに活性酸素消去の能力が落ちている場合も同様。

ついでに言うと、発達障害がある人の多くはもともと活性酸素消去能力が低い可能性が指摘されているので、特にＡＧＥの影響を受けやすい傾向があります。

それだけでなく、血糖値が上昇すると、セロトニンの分泌や働きが弱くなります。セロトニンの分泌が低いということは、簡単に言えばうつ状態であるということ。脳の働きは当然、悪くなります。

さらに、糖質を大量に摂ると、血糖値が急上昇した後に急降下する、いわゆる「血糖値スパイク」が起こります。これは不安や緊張の原因になり、場合によってはパニック障害につながります。血糖値を下げるために分泌されるアドレナリンというホルモンには、不安感や緊張感を高める働きがあるからです。

このくらいにしておきますが、糖質の摂り過ぎは、いろいろな形で脳に悪影響を与えることがおわかりいただけるかと思います。

一般にはダイエット法として知られている糖質制限ですが、**ここでは脳を守るために、ゆるい糖質制限を実践する**ことをおすすめします。

ポイントは、「ゆるい」ということ。きびしい糖質制限は、我流でやったらほぼかならず失敗するからです。

「糖質制限をすると痩せるらしい」と聞いて我流ではじめた人がよくやるのが、ご飯などの主食を食べないようにして、代わりにサラダなどの野菜を食べるという食生活です。

こういう人は、栄養失調や低血糖でぶっ倒れることになります。単純に摂取カロリーが足りませんし、ただでさえ不足しているタンパク質もいっそう足りなくなるからです。

最近では、「糖質制限は危険だからやめろ」という意見も強くなっていますが、たしかに我流の糖質制限（もどき）は危険極まりないと言っていいでしょう。

本来の糖質制限は、普段の食事から主食を抜くことではありません。**主食を抜いた分、タンパク質や脂質を大量に摂取する食事法**です。

つまり、食生活を大きく変えなくてはいけない。これには手間もコストもかかりますし、かなり本格的に勉強をするか、専門家の指導を受けないと危険でもある。だから軽々しくおすすめするわけにはいかないのです。

そこで、糖質の量を無理のない範囲で控える「ゆるい」糖質制限をおすすめするわけです。

どのくらい糖質の量を減らせば良いかというと、1日あたりの糖質摂取量を100～120グラム程度に抑えましょう。目安としては、ご飯を茶碗に半分ずつ、三食食べるとだいたいこの量になります。

あるいは、一食だけ主食抜きにすれば、あとの二食は軽く一膳ずつご飯を食べられるくらいです。

おすすめなのは、朝食を糖質抜きのメニューにしてしまって、昼食と夕食は軽く一膳ずつご飯を食べる、というやり方です。

朝は忙しいので、慌ただしく適当なものを食べて出かけることが多いと思います。そもそも朝食は食べない、という人もいるでしょう。いずれにしても、楽しんで食べる食事ではない。だったら、作り置きしておいたゆで卵だけとか、もっと手軽に済ますならプロテインだけで朝食を済ませてしまうわけです。

そして、ゆっくり食べられる昼食や夕食ではご飯を食べる。これなら食べる楽しみを犠牲にすることもありませんし、「ご飯が大好き」という人でも続けやすいと思います。

また、食事のときには、まず肉・魚を食べて、次に野菜、最後にご飯を食べることも習慣にしてみてください。

これもダイエット法としてよく知られている食べ方ですが、糖質の脳への悪影響を防ぐためにも効果があります。

大事なのは、最初に野菜、ではなく最初に肉・魚（豆製品でもいいですが）を食べること。野菜から食べてしまうと、食の細い人はそれだけでお腹がいっぱいになってしまって、タンパク源を十分に食べられなくなることがあるからです。

最後に、当然ですが、食事の糖質を減らしても、間食で大量の砂糖を摂ってしまっては意味がありません。おやつのお菓子には要注意です。

ただ、これについては、最近では便利な抜け道があります。

お菓子メーカーやコンビニ各社などが、低糖質のスイーツをどんどん商品化しているからです。しっかり甘くて、食べごたえのあるチョコレートバーなのに、表示を見ると糖質がわずか10グラム、といった便利なものが簡単に手に入ります。

うまく活用すれば、1日に100～120グラムの範囲内でも十分にスイーツを楽しむことができるはずです。

これだけは摂っておきたい脳に効くサプリメント

栄養・食事法については、脳のためにぜひ摂っておきたいサプリメントをここでまとめておきましょう。

当然ながら、人によって不足している栄養素は違います。ですから、理想を言えば、自分がどんなサプリを摂取すべきかを診断した上で選択するのがベストです。

「分子整合栄養医学」の看板を掲げている病院では、血液検査をしてその人に足りない栄養素を診断してくれます。これを利用して、足りない栄養素を狙い撃ちするのが一番いい方法です。

とはいえ、この診断にはかなりの金額がかかります。誰でも気軽に実行できることではありません。

サプリメントの中には、「マルチビタミン・ミネラル」のように、人体に必要な栄養素を網羅しているものもあります。これを摂っておけば安心と考える人もいるでしょうが、摂取量の問題が出てきます。さまざまな栄養素を合わせているものなので、どうしても一つひとつの量が少なくなり、必要量に達しないのです。

かといって、マルチビタミン・ミネラルを大量摂取すると、今度は特定の栄養素の過剰摂取が起きる危険性があります。

以上を踏まえた上で、現実的な、今すぐやってほしい対策として、まずは「はずれのない」サプリメントを使うことをおすすめします。

多くの人が不足していて、かつ重要性の高いものから摂取するようにするのです。

具体的には、まず「ビタミンB群」と「ビタミンC」です。

ビタミンB群については、すでにセロトニン分泌のために不可欠な栄養素であるという話をしました。これに加えて、抗酸化作用の強いビタミンCを摂ることで、脳の炎症を防ぐようにします。

次におすすめなのが、「DHA」です。前に悪い油と良い油の話をしました。青魚の脂などに含まれているDHAは、「良い油」の代表です。

効果としては、

・脳の海馬の神経細胞の新生を促す
・脳の炎症を抑える
・セロトニンの分泌を強化する

と言われています。やはり、脳をケアするという目的からは誰にとっても有益なサプリメントだと言えるでしょう。

一方、悪い油の代表が、マーガリンやショートニングなどのトランス脂肪酸です。これはできるだけ摂らないようにします。

また、ごま油、コーン油、大豆油、ベニバナ油といった、いわゆる「サラダ油」も、脳を含めた体内で炎症を引き起こします。サラダ油に含まれるオメガ6は必須栄養素なので、完全に排除する必要はありませんが、摂り過ぎは間違いなく有害です。

自宅で調理用に使う油は、オリーブオイルに替えることをおすすめします。

以上をまとめると、

・サプリメントは「ビタミンB群」と「ビタミンC」を摂ることからはじめる
・可能であれば「DHA」も加える

ここからはじめましょう。

これらの効果が実感できれば、自然に栄養素についての興味も高まります。知識も増えてくるでしょう。そうなったら、自分で必要なサプリメントを選んで追加していくようにすればいいと思います。

この章では、「集中力」をテーマにして、脳（前頭前野）のトレーニングの基本、並行して実践すべき脳にいい生活習慣について説明してきました。

脳を変える第一歩として、まずは本章で紹介したことをさっそく実践してみてください。

もちろん、脳のセルフワークメニューはまだまだたくさんあります。それについては、全体的なプログラムの組み方も含めて、後ほど第4章で説明します。

さっそく本格的にトレーニングをはじめたい、という方は、すぐに第4章に進んでもかまいません。

その前に、次の第3章では、多くの読者が今現在悩んでいるであろう問題への解決策を紹介します。

それは、モチベーション＝やる気、苦手意識、劣等感に関する問題です。

第3章

「脳を出し抜く」メソッドで悩みが消える

常にサボりたがる脳

これまでくり返し述べてきたように、脳の前頭前野を鍛えることは、「頭がいい人」「できる人」になる方法であるだけでなく、メンタルを安定させることにも役立ちます。つまり、脳を鍛え、マネジメントすることは、心安らかで幸福な生活にもつながるわけです。

とはいえ、脳のトレーニングは、筋肉のトレーニングと同様、効果が表れるまでにはそれなりの時間がかかります。

脳の力を底上げして、悩みを根本的に解決する努力をしていく一方で、とりあえず今、目の前にある悩みに対処する方法も学んでおく価値はあります。

そこで、この章では、多くの人が悩んでいるであろう3つの問題について、脳科学的な対処法を紹介していきたいと思います。

取り上げるのは、

①モチベーションの低下=やる気が出ない
②苦手意識
③劣等感

以上の3つです。

すでにお気づきかもしれませんが、やる気が出なかったり、劣等感や苦手意識で行動できなかったりするのも、脳の防衛本能の働きです。

ムダなエネルギーを使わないために、できるだけ行動しないようにする。むずかしいこと、できるかどうかわからないことには手を出さないようにする。自分の能力を低く見積もって、その範囲内で安全なことだけをする。いずれも、防衛本能的には正しい。

しかし、自分の能力を高めるためには、この防衛本能を出し抜いて行動しなければいけません。

本章では、こうした脳の防衛本能をどうやって出し抜くか——、すなわち、モチベーション、苦手意識、劣等感の問題をどうやって解決するかを説明していきます。

なお、苦手意識と劣等感は密接に関係していますから、合わせて説明することにします。

■「やる気が出ない」を脳科学で解決

「やるべきこと」があるときに、どうやってモチベーションを高めるか。

別の言い方をすると、やる気がない脳をどうやって出し抜き、やる気にさせるか。

この脳のマネジメント方法については、脳科学的にすでに答えが出ています。「**作業興奮**」と呼ばれる理論です。

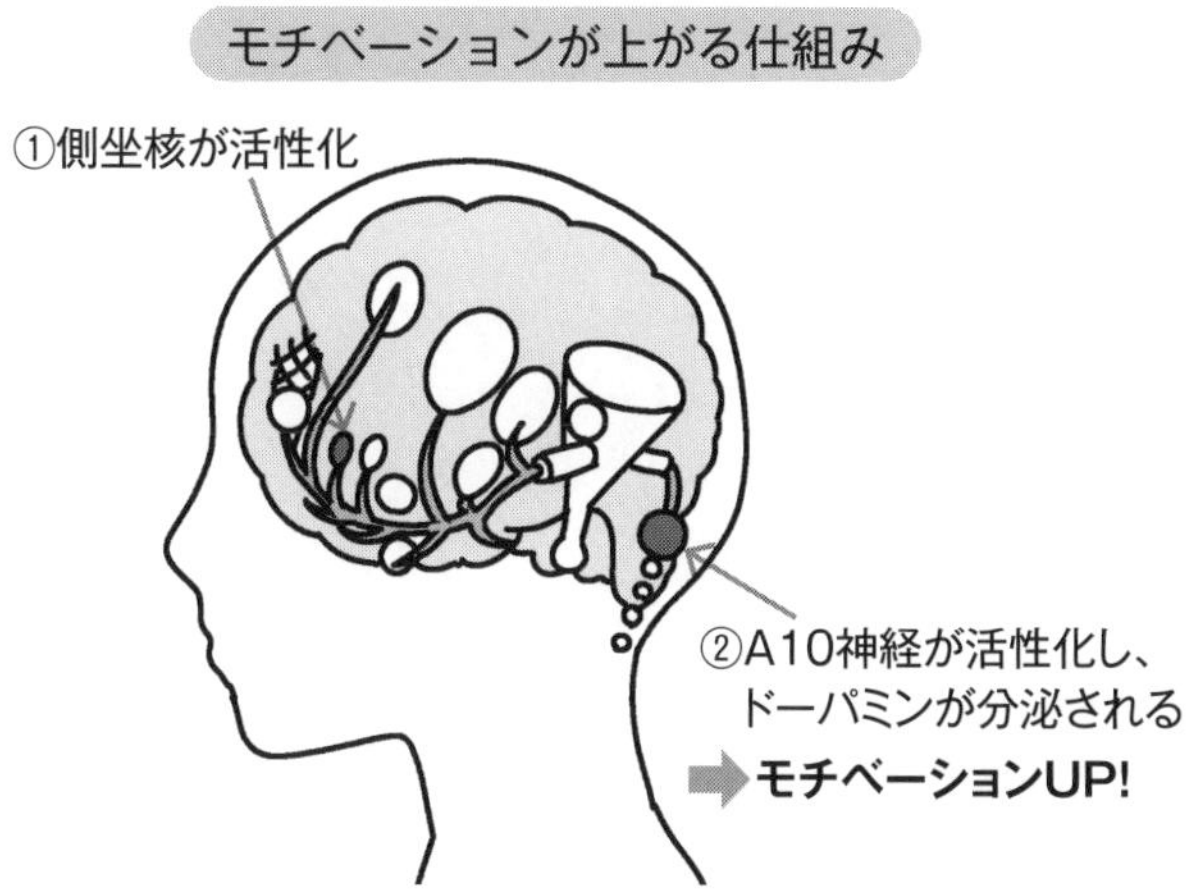
モチベーションが上がる仕組み
①側坐核が活性化
②A10神経が活性化し、
ドーパミンが分泌される
モチベーションUP!

そもそも、やる気、モチベーションとは何でしょうか。

大脳にある側坐核《そくざかく》という部分が活性化すると、これとつながっているA10神経が活性化します。A10神経が活性化すると、ドーパミンというホルモンが分泌されます。

すると、脳の前頭前野の機能が向上し、気分が高揚する。これが、モチベーション＝やる気の脳科学的な説明です。

つまり、やる気を起こすためには、まず側坐核を活性化すればいい。では、側坐核はどんなときに活性化するのか。

それは、体を動かしたときです。

つまり、体を動かせば、やる気は出るということ。**やりはじめれば、モチベーショ**

ンは向上するのです。これが作業興奮ということです。

この作業興奮は、誰でも実際に経験したことがあるはずです。たとえば学生時代の部活。練習をはじめる前はぜんぜんやる気が出なくて、とにかく面倒くさい。でも、とりあえず練習をはじめて、体を動かしているとだんだんおもしろくなってくる。気がつけば汗だくになってグラウンドを走りまわっていた。

また、何ヶ月もサボっていた部屋の片づけ。本当に面倒で、やりたくない。どこから手をつけたらいいかわからない。でも、とりあえず机の上の物だけでも片づけようと、座ったまま手を動かしはじめると、気がついたら夢中になって、深夜になるまで部屋中の大掃除をしていた。

こうした経験は、すべて作業興奮によるものです。体を動かすことによって、やる気が生まれたのです。

作業興奮は、うつ病の治療に利用されることもあります。うつ病は、やる気が極端に低下する病気とも言えます。

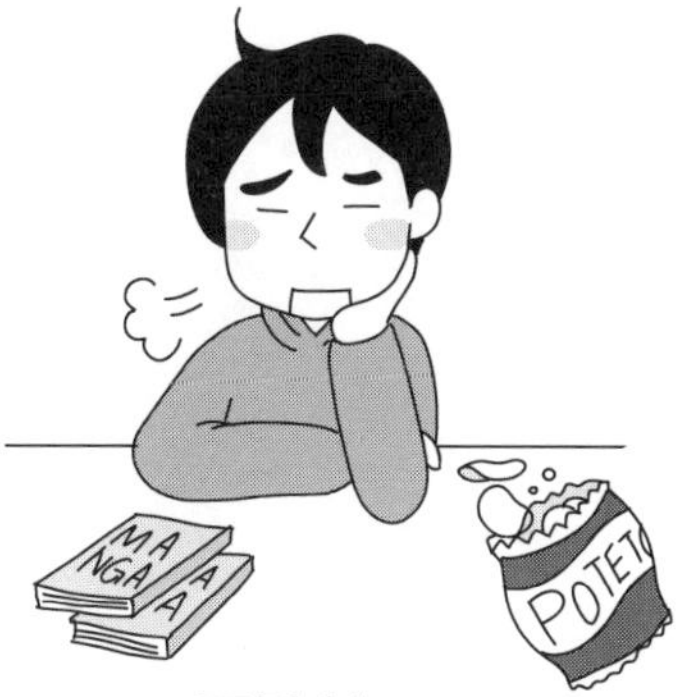

面倒くさい

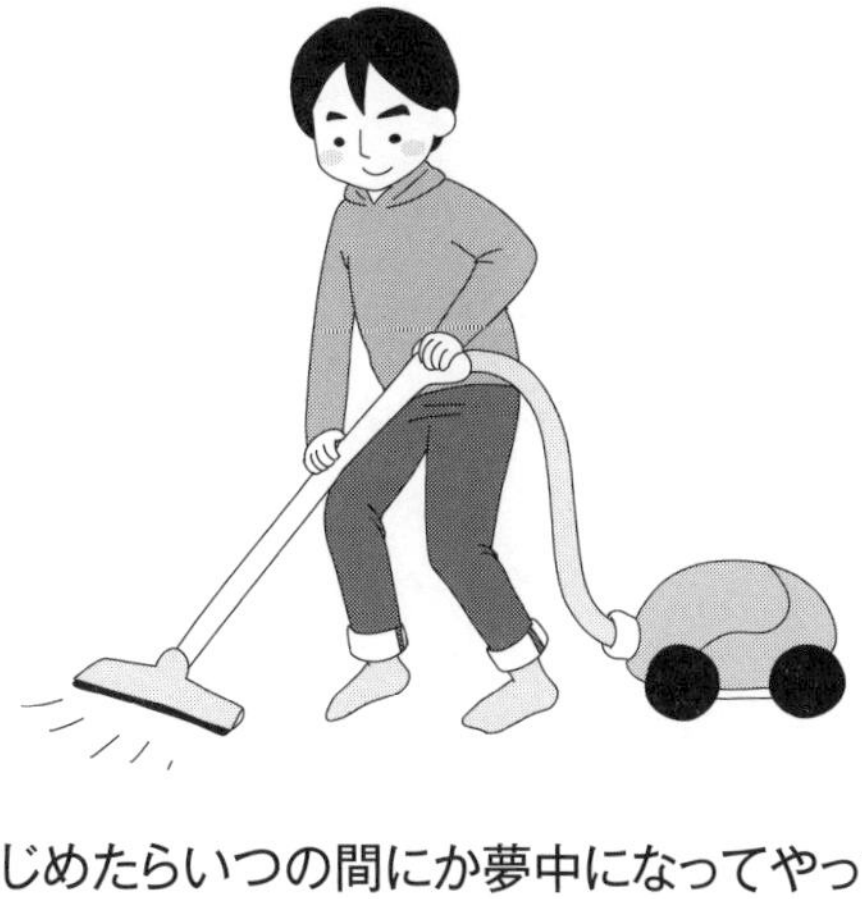

やりはじめたらいつの間にか夢中になってやっていた

そこで、患者に簡単な作業や、散歩などの軽い運動をさせることで、作業興奮によってドーパミンを出させる、という治療が有効なわけです。

作業興奮の例としては、意外なものもあります。最近では少なくなってきましたが、日本企業の中には、始業前に全社員でラジオ体操をする会社がたまにあります。

いかにも昭和的な、古臭い会社がやりそうなこと、という気がしますが、これは脳科学的には極めて合理的な習慣です。

体操で身体を動かすことにより、社員のモチベーションが上がり、パフォーマンスをアップさせることができる。まさに作業興奮を利用しているわけです。

体を動かせばやる気が出る、という作業興奮の理論はとてもシンプルで理解しやすいものです。しかも、実践するのも簡単。今日からさっそく、やる気を出したい仕事や勉強の前には体を動かすようにしましょう。

たとえば、出勤前にジョギングをしたり、ジムに行ったりしてみる。汗をかくくらいの運動による作業興奮は、２〜３時間効果が続くとされていますから、やる気十分で仕事に取りかかれるはずです。

朝から本格的な運動をするのは「意識高い系」みたいで嫌だ、という人なら、駅から会社までの道を早足で歩いたり、エレベーターではなく階段を使ってみたりするだけでも効果はあります。

また、体を動かすのは、いわゆる運動だけではありません。

ちょっと手ごわい書類作成をしなければいけないのだけれど、やる気がわかない。そんなときには、とりあえず単純な入力作業で手を動かしてみる。これでも作業興奮を起こす効果はあります。

作家のサマセット・モームは、執筆の調子が出ないときにはタイプライターで自分の名前を打ち続けていたそうです。これは経験的に作業興奮の効果を知っていたということでしょう。

可能であれば、オフィスの椅子をバランスボールに変えてみるのも有効です。バランスを取るために、自然に体を動かすことになるからです。机の下で足踏みをしたり、音楽が流れている職場ならリズムに合わせてちょっと体を揺すってみるのもいいでしょう。

このように、作業興奮を起こすための運動は、ごく簡単なことでかまいません。仕事や勉強の前に、さっそく取り入れてみてください。

■あなたをダメにする「逆作業興奮」習慣

作業興奮という考え方がわかれば、逆に「やる気を失わせる生活習慣」も見えてきます。

つまり、「逆作業興奮」を起こさせる習慣です。これを生活から排除すれば、モチベーションの低下を防げることになります。

「逆作業興奮」を起こす生活習慣は、次の表をご覧ください。

どれも、「体を動かさないこと」につながる習慣だということがわかると思います。

「逆作業興奮」を起こす生活習慣

- テレビを見る。
- ネットを見る。
- 椅子やソファーに浅く腰かけ、もたれるように座る。
- 床に座る。
- 寝転ぶ。
- 猫背で座る。視線を下に向けている。
- 無表情。笑わない。
- 声が小さい。あるいは声を出さない。
- 部屋着のままでいるなど、服装がだらしない。
- 元気のない人や陰うつな人とつき合う時間が長い。
- 重く暗い情報ばかりに接する。
- 一ヶ所に居続ける。
- ひとつのことをし続ける。
- 呼吸が浅い。
- やたらとヒーリングミュージックを聴く。
- 瞑想をし過ぎる。

そして、これらはすべて、「せっかくの休みをムダに過ごしてしまって、どんよりした気分で夜を迎える日」の過ごし方でもあることに気づきます。

まさに、やる気を削ぎ、モチベーションを低下させ、人をダメにする生活習慣です。

逆に言えば、**日々の暮らしの中から、逆作業興奮を起こす習慣をひとつ排除するだけで、モチベーションは向上する**ということ。

たとえば、椅子に浅く腰をおろしもたれる座り方（疲れた人が電車の席に座っているときのスタイルです）をやめて、しっかり骨盤を起こして座るようにするだけでも、作業興奮は起こりやすくなるのです。

ちょっとした習慣を変えることで、小さなやる気を引き出す。それが行動につながり、さらに作業興奮が起き、高いパフォーマンスにつながる。そんな連鎖でモチベーションをアップしていきましょう。

失敗体験の反芻で何が起こるか

次に、苦手意識と劣等感への対処法を見ていきましょう。

苦手なことは誰にでもあります。それは特に問題ではありません。

しかし、苦手意識があまりに強いと、それは劣等感につながります。「自分はダメだ」という意識に常に苦しめられていると、メンタルに悪影響を与えるのは言うまでもないでしょう。

今現在、苦手意識や劣等感に苦しめられている人は、まずはそこから抜け出すこと。そのためには、苦手意識や劣等感を作り出す脳の仕組みを知り、それを出し抜くことを覚える必要があります。

苦手意識や劣等感には、第1章で説明した反芻が大きく関わっています。

たとえば、「プレゼンテーションがとても苦手だ」という人がいるとします。苦手な理由は、以前、大事なプレゼンで失敗してしまったことがあるからです。

失敗は誰にでもあります。一度プレゼンで失敗したとしても、その経験を反省して改善の努力をし、プレゼンの技術を高める人だっているでしょう。

一方で、失敗の経験が苦手意識につながってしまう人もいる。なぜそうなるかというと、失敗体験を何度も反芻するからです。

プレゼンの途中で、頭が真っ白になって黙り込んでしまった。上司が助け舟を出してくれてなんとか最後まで続けることができたけれど、動揺していたのでその後の質疑応答がしどろもどろになってしまった。

当時感じた、恥ずかしさ・恐怖感・焦りといった感情を伴いながら、そのときのことを何度も何度も思い出してしまう。

脳は、現実と想像の区別が得意ではありません。たとえば50回、失敗の記憶を反芻することは、脳にとっては実際に50回失敗したのと同じことになってしまうのです。

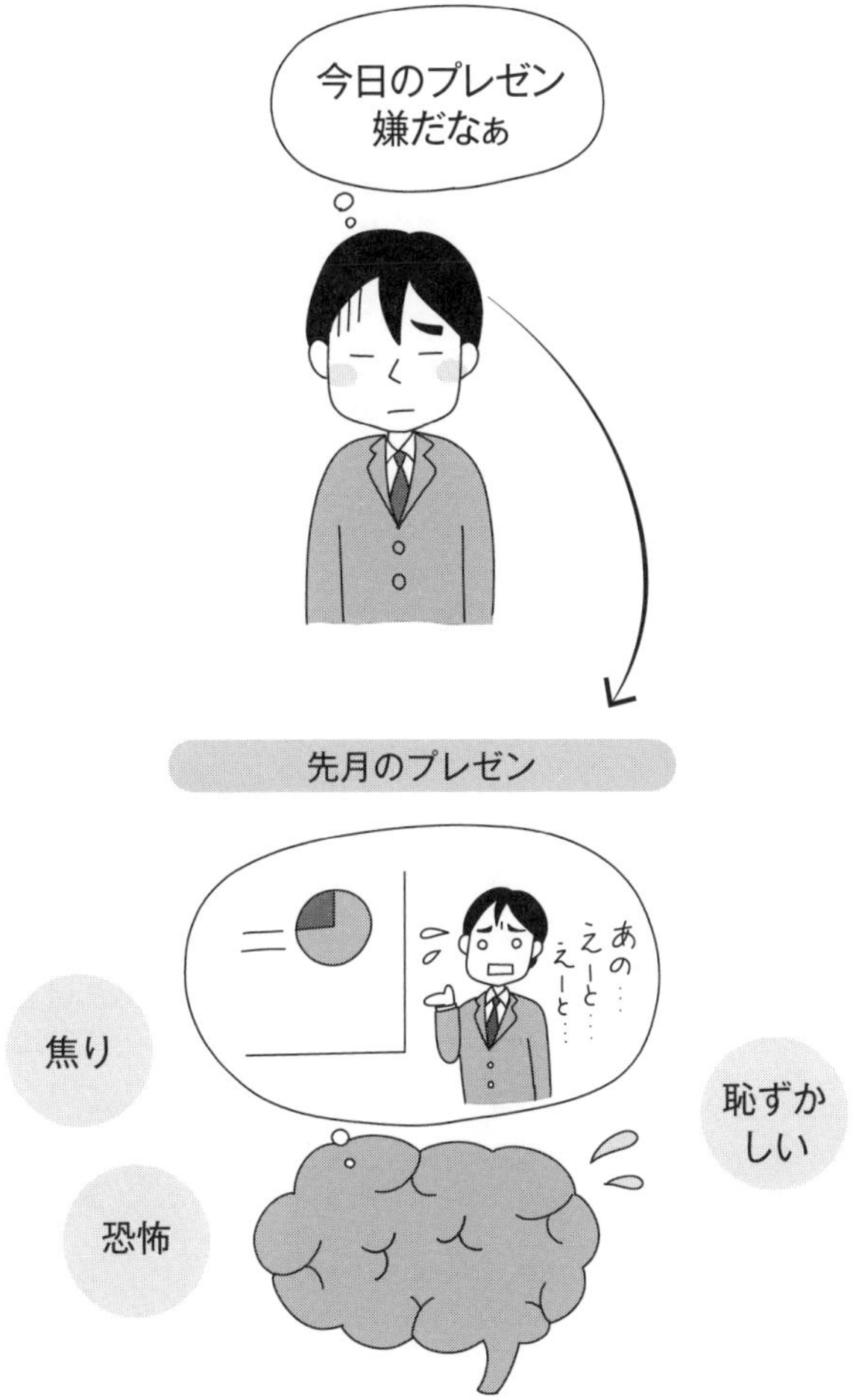
今日のプレゼン
嫌だなぁ
先月のプレゼン
あの…
えーと…
えーと…
焦り
恐怖
恥ずかしい

たった1回、プレゼンで失敗した経験が、いつの間にか50回失敗したことになっている。結果として、「自分はプレゼンでいつも失敗する」「自分はプレゼンに向いていない」という意識が生まれる。これが苦手意識の正体です。

苦手意識が生まれると、プレゼンをしなければいけない場面が訪れる度に恐怖や不安に襲われることになります。当然、失敗もしやすくなる。

実際に失敗してしまうと、「プレゼンは苦手だ」という認識が正しいと「証明」されてしまいますから、苦手意識はさらに強くなります。

さらに、苦手意識は「プレゼンが苦手な自分は仕事ができないヤツだ」「自分はダメだ」という否定的な自己評価につながります。これが、劣等感です。

苦手克服の最短ルート

苦手意識や劣等感がどのように生まれるのか、その仕組みについてはおわかりいただだけたと思います。

では、この仕組みを踏まえた上で、どうやって苦手意識と劣等感に対処していくか。具体的な方法を紹介する前に、まず言っておきたいのは、「**人は苦手なことほど対策を取ろうとしない**」ということです。

苦手意識が劣等感にまでつながっていると、「そのこと」は考えるだけでもストレスになります。まして、苦手を克服するためにどうしたらいいのか、を考えるなんて耐えられない。できれば避けてとおりたい、と思ってしまうのは無理もありません。

だからこそ、**解決策を考えたり、知ろうとしたりするだけでも大きな前進**です。すでに苦手意識は半分克服できている、と思ってもいいのです。

では、具体的に、苦手意識と劣等感に対処するには何をすればいいのか。克服の最短ルートとなる方法は次の4つです。

①反芻をコントロールする
②超スモールステップで進む
③強制的に成功を体験させる

④自律訓練法で成功イメージを脳に刷り込む

以下、それぞれについて説明していきましょう。

反芻をコントロールする

「①反芻をコントロールする」については、第2章でメタ認知を鍛えるワークとして自分の感情を「実況中継」する方法をすでに紹介しました。これはもちろん、活用してください。

それに加えて、ここでは「**タッピング**」と呼ばれる方法を紹介します。

過去の失敗体験の記憶が蘇ってきたら、すかさず両足の太ももを交互に手でパンパンパンパンと、軽い力でたたきます。あるいは、あえて意識的に失敗体験を思い出しながら太ももをたたいてもいいでしょう。

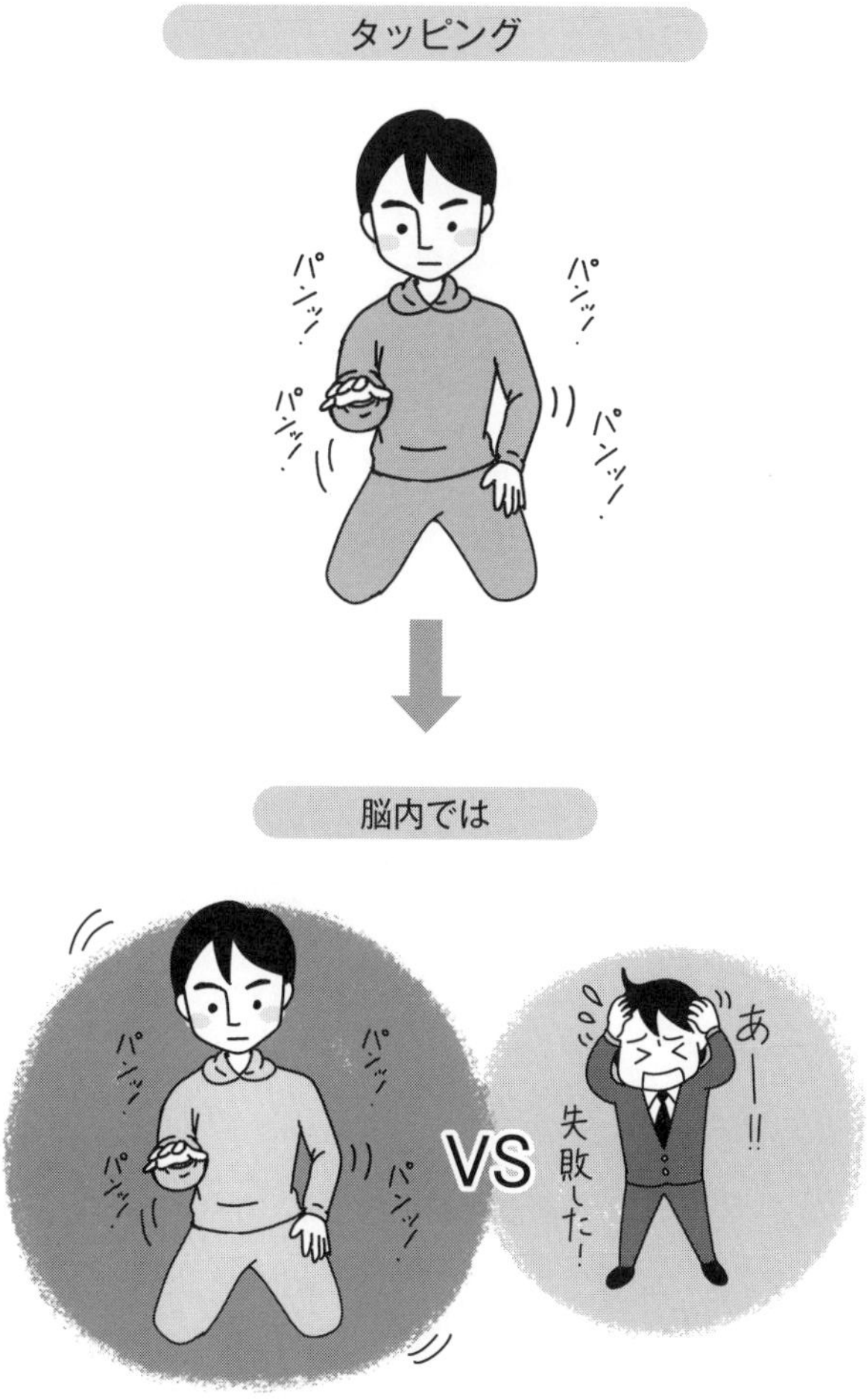
タッピング
パンッ!
パンッ!
パンッ!
パンッ!
脳内では
パンッ!
パンッ!
パンッ!
パンッ!
VS
あーー!!
失敗した!

するとどうなるか。失敗体験を思い出す脳内の処理と、太ももをたたく脳内の処理がバッティングします。結果、失敗体験の記憶にネガティブな感情を伴わせるという情報処理が追いつかなくなります。

脳からしてみると、太ももをたたきながら（タッピング）反芻することはなかなか困難な課題です。むしろ大抵の人の脳は、それができません。

思い出しても、そこにネガティブな感情が伴わなければ、それはただの記憶に過ぎません。

これを何度もくり返すことによって、次第に失敗体験の記憶にネガティブな感情がひもづけされなくなっていきます。

バカバカしいくらい単純ですが、これはＰＴＳＤ（心的外傷後ストレス障害）の治療にも応用されている強力な手法です。

ご存知のように、事件や事故、災害などで深刻なショックを受けた人が、その記憶のフラッシュバックによって苦しむのがＰＴＳＤです。その治療では、タッピングを進化させたＥＤＭＲ（眼球運動による脱感作《だっかんさ》処理）と呼ばれる手法が用いられます。

原因となっている記憶を思い出しながら眼球をリズム的に動かすことによって、記憶にネガティブな感情が伴わないようにするのです。

太ももをたたくか、眼球を動かすかの違いはありますが、いずれにしても脳に別の情報処理をさせることで、**記憶に感情を伴わせるという情報処理を邪魔する**という原理は変わりません。太ももをたたくよりも眼球を動かすほうがやりやすい、という人はこちらを試してみてもいいでしょう。

超スモールステップで進む

次に、「②超スモールステップで進む」についてご紹介します。

苦手意識をなくすためには、苦手なことにチャレンジしなくてはいけない。でも、苦手だからチャレンジできない。だから、いつまでも苦手なままである。

このジレンマから抜け出すためには、ごくごく簡単なことに少しずつチャレンジして、成功体験を積み重ねることです。超スモールステップで進んでいくのです。

たとえばプレゼンテーションが苦手な人ならば、最初の一歩は書店に行ってプレゼンのハウツー本を手に取ってみる、からはじめます。

これは、ごく小さいとはいえ、間違いなく成功体験です。

「考えるのもイヤなプレゼンの本を手に取ってみることができた。えらい！」と自分をほめてあげましょう（オペラント学習です）。

この後も、本に書かれていたことをいきなりプレゼンで実行するよりも、小さなステップで進んでいきます。

ストレスのない環境で、プレゼンの練習になるようなことを実行したりするのです。

このようにして、できるだけ小さなステップで成功体験を積み重ねましょう。

ポイントは、自分が無理なく実行できるレベルからはじめること。

たとえば英語が苦手な人なら、中学1年生向けの教材からはじめればいいのです。

そして、やはり自分にとって無理のないように、できる限りステップを細かく刻むことです。

超スモールステップのチャレンジ

・プレゼンテーションの本を買う。

▼

・その本を全部読む。

▼

・誰も見ていないところで「仮想プレゼン」をする。

▼

・友達と話すときに、最近観ておもしろかった映画を「プレゼンのつもり」で紹介してみる。

▼

・上司への日常的な業務報告を「小さなプレゼン」と考えてやってみる。

▼

・部署内の会議で、ちょっとしたプレゼンをやってみる。

すべての工程で、
成功できたら自分をほめてあげましょう!

■「成功した！」と脳をだます

苦手克服の最短ルート３つ目は、「③強制的に成功を体験させる」です。

基本的に、人は成功体験からしか学ぶことはできない、と考えるのが得策です。失敗体験というのは、思い出したくもない記憶であり、そこから学ぶことはむずかしいのです。

もともと強いメンタルを持っている人は多少のことでは揺るがない自信を持っているので、失敗から学べることもあるかもしれません。ですから、あなたも「超得意分野」でなら、失敗から学べるかもしれません。が、それはごく例外的なことだと考えたほうがいいでしょう。

だからこそ、前項で見たように、超スモールステップで成功体験を積み重ねることが重要なのです。

成功体験を利用することに関しては、もうひとつ、別のアプローチがあります。自分に強制的に成功を体験させることです。

川平法というリハビリテーションの手法があります。運動機能の回復に目覚ましい成果を上げていて、注目されています。

たとえば、脳溢血《のういっけつ》の後遺症で右手を握ることができない人がいるとしましょう。いくらリハビリをくり返しても、右手が思うように動かない。失敗体験がどんどん積み重なっていく。次第に、リハビリを続ける気力も失われてきます。

こんなとき、川平法では、介助者が患者の右手に手を添えて、手を握った形に持っていきます。いわば、強制的に狙った動きを「成功」させてしまうのです。

そんなことをしては訓練の意味がないのではと思うかもしれません。ところが、これをくり返していくと、やがて患者は自分で右手を握り込めるようになっていきます。

強制的に成功体験を積ませることによって、患者の脳を出し抜いているということでしょう。

これと似ているのが、応用行動分析のプロンプトという教育手法です。

たとえば、作文が苦手な子どもがいるとしましょう。この子が作文を書けるようにするために、「文章の書き方」「テーマの選び方」といったことを教えることはしません。そのかわりに、

「僕は（　　　　　　）と遊びました。そのときに（　　　　　　）をしました」

といった、空欄を設けた定型文を子どもに与えます。そして、子どもに空欄だけを埋めさせます。

「僕は（　田中くん　）と遊びました。そのときに（　ゲーム　）をしました」

という具合です。

そうすることで、**子どもに「自分にも作文を書けた」という成功を強制的に体験させる**。

すると、**脳は「自分にも文章が書ける」という学習をしていく**わけです。

苦手意識があることほど、自力で、文句のつけようがない成功をしなければいけない、という思い込みが強くなりがちです。

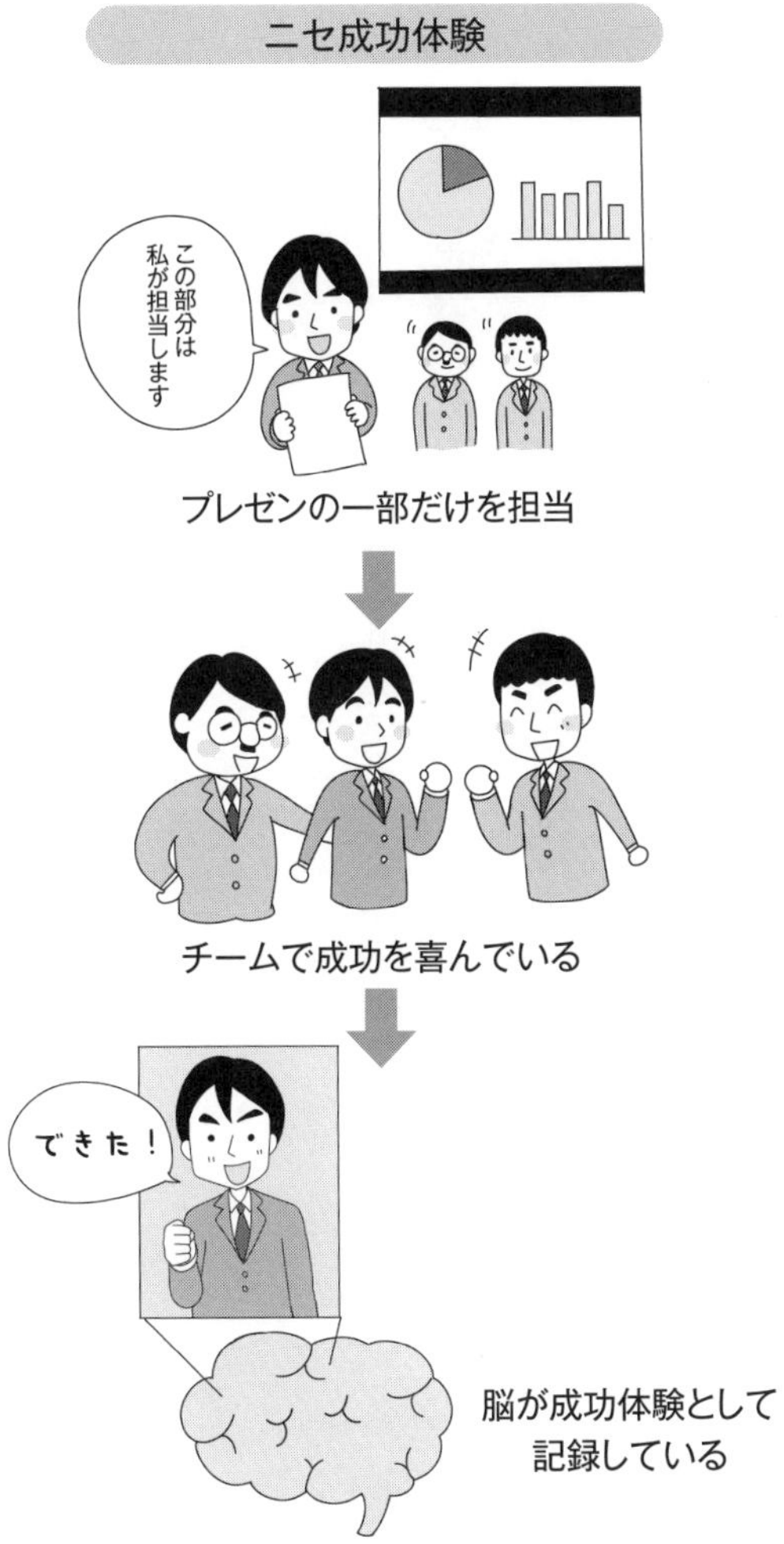
ニセ成功体験
この部分は私が担当します
プレゼンの一部だけを担当
チームで成功を喜んでいる
できた！
脳が成功体験として記録している

しかし、**どんな形であれ、脳にとっては成功は成功**です。あらゆる手段を使って、強制的に「成功」という形に持っていけば、その成功体験は苦手意識を軽減してくれます。

プレゼンテーションの例で言えば、プレゼンが得意な人とチームを組ませてもらって、その中のほんの一部分だけを自分が担当させてもらう。それでも、無事にプレゼンが終われば成功体験です。

企画を立てるのが苦手な人は、企画書の書き方の本に載っている文例を丸パクリしましょう。扱う商品だけを自社のものに変えれば問題ありません。それが「企画を出せた」という成功体験になります。

自律訓練法で成功イメージを脳に刷り込む

最後に、「④自律訓練法で成功イメージを脳に刷り込む」について。

自律訓練法というのは、わかりやすく言うとイメージトレーニングのことです。自分が苦手意識を持っていることで、成功している姿をイメージします。これをくり返すことも、苦手意識の克服には効果的です。

苦手意識や劣等感が生まれるときに、反芻が原因となっていたことを思い出してください。

失敗の記憶を思い出すことが、脳にとってはもう1回失敗したのと同じ意味を持つ。脳は現実と想像の区別をつけることが苦手である、という話でした。

自律訓練法、あるいはイメージトレーニングは、この脳の仕組みを逆手に取ったものです。脳にとっては、成功のイメージは実際の成功体験とあまり差がないのです。

このことは、医学の世界でも裏づけられています。

骨折して腕や脚を動かせなくなると、当然その部分の筋肉は落ちていきます。ところが、骨折して運動ができない患者に、筋肉を使って腕や脚を動かすことをイメージしてもらうだけで、筋肉の減少ペースが緩やかになることが複数の調査で明らかになっています。

イメージすることの威力は、私自身も経験しています。

私は昔、野球の試合中にしたスライディングで、ひじの靭帯《じんたい》を切ってしまい、右手で投球できなくなってしまいました。

それであきらめるつもりがなかった私は、その後、左手でボールを投げる練習をはじめました。最初はなかなか思うようにいかなかったのですが、左手の投球フォームをくり返しイメージするようになってから、飛躍的に上達したのです。

これまでくり返し失敗体験を反芻することで脳に刷り込まれた苦手意識。

これからは、くり返し成功をイメージすることで、少しずつ脳に「できる」と刷り込んでいきましょう。

もちろん、イメージだけで劇的な変化が起こることはありません。

しかし、他の3つの方法と組み合わせることで、苦手意識は着実に改善していきます。

この章では、モチベーション＝やる気が出ない、苦手意識、劣等感という問題に対処するための脳科学的な方法を紹介してきました。

ここで紹介した対処法によって、日々感じている苦しさを軽減することができれば、心に余裕が生まれるはずです。

そうなれば、脳のトレーニングもいっそうはかどりますし、より効果的になることが期待できます。

最後の第4章では、これまでに紹介したものに加え、さらにいくつかの前頭前野を鍛えるセルフワークを紹介しながら、実践的な脳のトレーニングメニューを組み立てていきましょう。

第4章

脳のポテンシャルが覚醒する「7日間ワーク」

やってみたい、やれそうなメニューを選ぼう

ここまでのお話で、脳は人生の司令塔ではなく、あなたが成功へと進むためにサポートしている存在だということがおわかりになったかと思います。

ただ、その存在はやっかいで、非常にいい加減です。マネジメントを間違えると、成功とは逆の方向へ突っ走ってしまうのです。

だからこそ、あなた自身が司令塔となり、脳をマネジメントし、正しい方向へ向かわせる。それが重要なのです。

私たちが思う「優秀さ」を、さらには「人間らしい知性」の働きを司る前頭前野。

その主な機能、

・ワーキングメモリ
・注意制御機能
・メタ認知
・No-Go（ノー・ゴー）＝抑制機能

この4つについて、これまでの章で説明してきました。

この章では、これらを鍛えてマネジメントしていくための効果的なトレーニングのはじめ方、そしてどう継続していけばいいのかを、具体的に説明します。

メニューは次の4つです。

①「ワーキングメモリを鍛える7日間ワーク」
②「注意制御機能を鍛える7日間ワーク」
③「メタ認知を鍛える7日間ワーク」
④「No-Go（抑制機能）を鍛える7日間ワーク」

ここで紹介するメニューを一通り見た上で、どれかひとつ、自分が特に興味を持っているもの、やりやすそうなものを試してみる。まずはそこからはじめましょう。

もちろん、意欲的な人は、ひとつではなく2つ、3つ、あるいは4つ全部のメニューを同時並行で進めてもかまいません。

いずれのメニューも、

・7日間継続するセルフワーク
・7日間のどこかで、1度でいいから試すセルフワーク

から成っています。どれもそれほど時間はかからないものですから、同時並行でこなしていくのも可能です。

とはいえ、実行のしやすさという点では、やはりスモールステップを踏んだほうがいい。まずは焦らずに、メニューをひとつ選んで、7日間やってみるのをおすすめします。

7日間で効果を体感できたら、つまり自分の成長を感じられたら、達成感がさらにモチベーションを高めてくれるでしょう。そうしたら、次の7日間はこれまでのメニューにもうひとつ、別のメニューを加えてみる。

たとえば最初の7日間はメニュー①だけ。次の7日間は①に③のメニューを加える、という具合です。

さらに次の7日間では、もうひとつメニューを加える、という、無理のないやり方がいいでしょう。

最初に選ぶメニューについては、前述のように自分の興味や実行のしやすさで選んでもらえば結構です。

ただ、参考までに、それぞれのメニューが、どんな人にマッチしやすいかを述べておきます。

☆今すぐ仕事や勉強に役立つ脳のパフォーマンス向上に取り組みたい人向け

①「ワーキングメモリを鍛える7日間ワーク」

②「注意制御機能を鍛える7日間ワーク」

☆メンタルが落ち込みやすい、あるいは今現在落ち込んでいて、まずはその状況を改善したい人向け

③「メタ認知を鍛える7日間ワーク」

☆飽きっぽく、継続的な努力が苦手なので、これから脳のトレーニングを続けていくためにも、まずはその部分を鍛えたいという真面目な人向け

④「No-Go（抑制機能）を鍛える7日間ワーク」

どのメニューを選ぼうか迷ったときには、自分がどれにあてはまるかを考えてもいいでしょう。とはいえ、あくまで参考ですから、「やってみたい」「やれそうだ」と思うメニューを選ぶことを優先してください。

たった7日間でも、脳トレーニングの効果は体感できる

7日間トレーニングしただけで、本当に効果を体感できるのか？　と疑問を感じる人もいるでしょう。

もちろん、たった1週間で別人のようにパフォーマンスが上がるとか、「人生が変わる」などとは言いません。

しかし、7日間の間に、最初はうまくいかなかったセルフワークが、ラクにできるようになるのを感じるはず。これが、成長です。

筋トレでも、1週間腕立て伏せをしただけでは体型は変わりません。

しかし、1週間の間に腕立て伏せ自体がだんだんラクになる。最初にくらべて1回か2回であっても多くできるようになる。これは、明らかに胸や腕の筋肉が発達しているということでしょう。

これと同じことです。最初はちょっとむずかしく感じられたトレーニングでも、2日目からは少し簡単にできるようになれば、すでに脳は成長をはじめています。

この体感を見逃さないでください。効果が感じられれば、トレーニングを継続するモチベーションはより強くなります。

■トレーニングの前提は良い食事と睡眠

脳のトレーニングの前提は、良い生活習慣だと言いました。脳にダメージを与える、あるいは脳の疲れが取れない生活をしていては、トレーニングはかえって害になりかねません。セルフワークをはじめるにあたって、食生活と睡眠の改善もかならず行ってください。

食生活については、第3章で紹介した「**ゆるい糖質制限**」です。

1日の糖質摂取量を、100〜120グラムに抑えることを心がけてください。

また、食事の際には、まず**肉や魚などのタンパク質から食べる**ことも忘れずに。

次に、睡眠の改善については、3つのポイントがあります。

①十分な長さの睡眠を取る。
②定時就寝、定時起床
③睡眠の質を上げる

まず、①の睡眠の長さについて。これには2つの目安があります。

ひとつ目は、**最低でも6時間眠る**こと。さまざまな事情で睡眠時間が短くなりがちな人でも、6時間の睡眠はなんとか確保してください。

もうひとつは、できれば**自分が必要とする一日の睡眠時間を把握し、それを確保すること**。

必要とする睡眠時間がわからない人もいるかと思います。そんなときは、連休などを使って寝たいだけ寝ると、3日目あたりからその人にとっての最適な睡眠時間に落ち着くようになります。長期休みなどに「実験」してみてもいいでしょう。

その結果、たとえば「自分には8時間の睡眠が必要だ」とわかったら、それを確保すべきです。大人になっても、7時間、8時間、あるいは9時間の睡眠時間を必要とする人は少なくありません。

3～4時間の睡眠時間しか必要としない「ショートスリーパー」と言われる人は、10万人に5人いるかいないかです。これは、ショートスリーパーの遺伝子を持っている特別な人です。

それにもかかわらず、現代の日本には「いい大人が8時間も眠っているのは恥ずかしい」「有能な人は短時間睡眠だ」などという謎の思い込みが蔓延《まんえん》しています。

これは大きな間違いです。

その人にとっての1日に必要な睡眠時間が1時間不足する、それが1週間続くだけで、脳は「酩酊《めいてい》状態」になることが睡眠の研究によってわかっています。

慢性的な睡眠不足の人は、いつも酔っ払っているのと変わらないということです。睡眠時間を削るのはそれだけ危険なことだと考えてください。

つぎに、②の定時就寝、定時起床について。

よく、朝型がいいのか、夜型がいいのかといった議論がありますが、早寝早起きだろうと遅寝遅起きだろうと関係ありません。自分の生活リズムに合った寝方で結構です。ただし、毎日の寝る時間と起きる時間は固定するようにしてください。

最後の、③の睡眠の質について。

これについてはやるべきことはいくらでもありますが、まずは寝る前の30分間はスマートフォンやパソコンを見ないようにしましょう。その時間は、本を読むなり、ストレッチをするなりして、就寝時間を待てばいいのです。

いびきが大きい人、慢性鼻炎の人などで、日頃から睡眠が浅いと実感している人は、睡眠時無呼吸症候群にかかっている可能性があります。そういう人は、早めに睡眠外来を受診したほうがいいでしょう。

食生活と睡眠の改善は、脳のトレーニングの前提ですが、これ自体、人によってはなかなか大変なことかもしれません。

場合によっては、最初の7日間はこれだけに集中して、2週目からトレーニングメニューに着手する、というやり方をとってもいいでしょう。

7days work

ワーキングメモリを鍛える7日間ワーク

【7日間継続すること】

◎逆復唱

ワーキングメモリは短期記憶と混同されることが多いというのは、第1章で説明しました。そのため、ワーキングメモリ開発と称して短期記憶を鍛えるトレーニングが紹介されることも多いです。

もう一度強調しておきますが、ワーキングメモリは短期記憶ではなく、記憶を基にした情報処理のことです。これを鍛えるためには、何かを記憶して、それを基に情報処理を行うというワークが有効です。

もっとも簡単な方法として、「逆復唱」があります。

たとえば、私が来談者とのセッションで行う逆復唱のワークはこんな感じです。

吉濱：「『ワーキングメモリとは、記憶を基にした情報処理のことである』はい、今の文章を暗唱して」

Aさん：「『ワーキングメモリとは、記憶を基にした情報処理のことである』」

吉濱：「では、今の文を逆から暗唱して」

Aさん：「えーと、『るあでとこの……りよしうほうよじ……』」

文を記憶して、それを逆から読むという情報処理を行っていることがわかると思います。

かなりむずかしそうだと感じられると思いますが、心配はいりません。

これはかなり「上級編」のトレーニングです。本書の7日間ワークでは、いきなり文章まるごとの逆復唱をやれとは言いません。また、「出題」してくれるパートナーも不要です。

では何をやるか。まずは単語レベルの逆復唱からはじめましょう。

一番やりやすいのは、電車に乗っているときです。次の停車駅がアナウンスされたら、その駅名を逆復唱するのです。

たとえばあなたが東京都内で勤務していて、毎日山手線に乗るなら、

「次は**品川、品川**に止まります」

というアナウンスが流れる。そうしたら、すかさず「**わがなし**」と逆復唱するのです（満員電車で声を出すのははばかられるでしょうから、心の中で声を出しながら口を動かせばいいでしょう）。

これを、毎日電車に乗るたび、車内アナウンスが流れるたびにくり返します。

あまり電車に乗らない人なら、テレビやラジオ、YouTubeなどを活用します。

たとえばYouTubeで適当な動画を選んで、適当な位置から再生する。

そこで最初に聴こえた単語が「りんご」だったら、「ごんり」と逆復唱しましょう。

いずれにしても、ポイントは耳で聴いた言葉を逆復唱するということ。目で見た文字列（たとえば「しながわ」という駅名のパネル）を逆復唱するのはNGです。これだと、画像として記憶している文字列を逆から読んでいるだけになってしまいます。それは単なる短期記憶のトレーニングになってしまうからです。

あくまでも、**耳で聴いて、記憶して、逆復唱することが大事**です。

単語レベルの逆復唱に慣れてきたら、文章レベルの逆復唱にも挑戦していきましょう。たとえば、「品川」だけでなく、**「品川に止まります」を逆復唱（「すまりまとにわがなし」）してみる**、という感じです。あまり無理はしないでください。まずは短い文から。スモールステップです。

これを続けていくと、「ワーキングメモリとは、記憶を基にした情報処理のことである。」くらいの文は逆復唱できるようになります。

おそらく、最初のうちは「しながわ」とか「りんご」程度の逆復唱でも、すぐには出てこないと思います。最初はみんなそんなものですから、気に病むことはありません。

文章レベルに挑戦するようになると、もっと苦戦することでしょう。

ここで大事なのは、ワークの途中で**「自分には無理だ」と投げ出さないこと。**

逆復唱にかける時間が、どんなにかかってもかまいません。**途中であきらめずに、最後まで逆復唱をやりきる**ことを心がけてください。

このときに前頭前野にかかる負荷が、ワーキングメモリを鍛えてくれるのです。

逆復唱

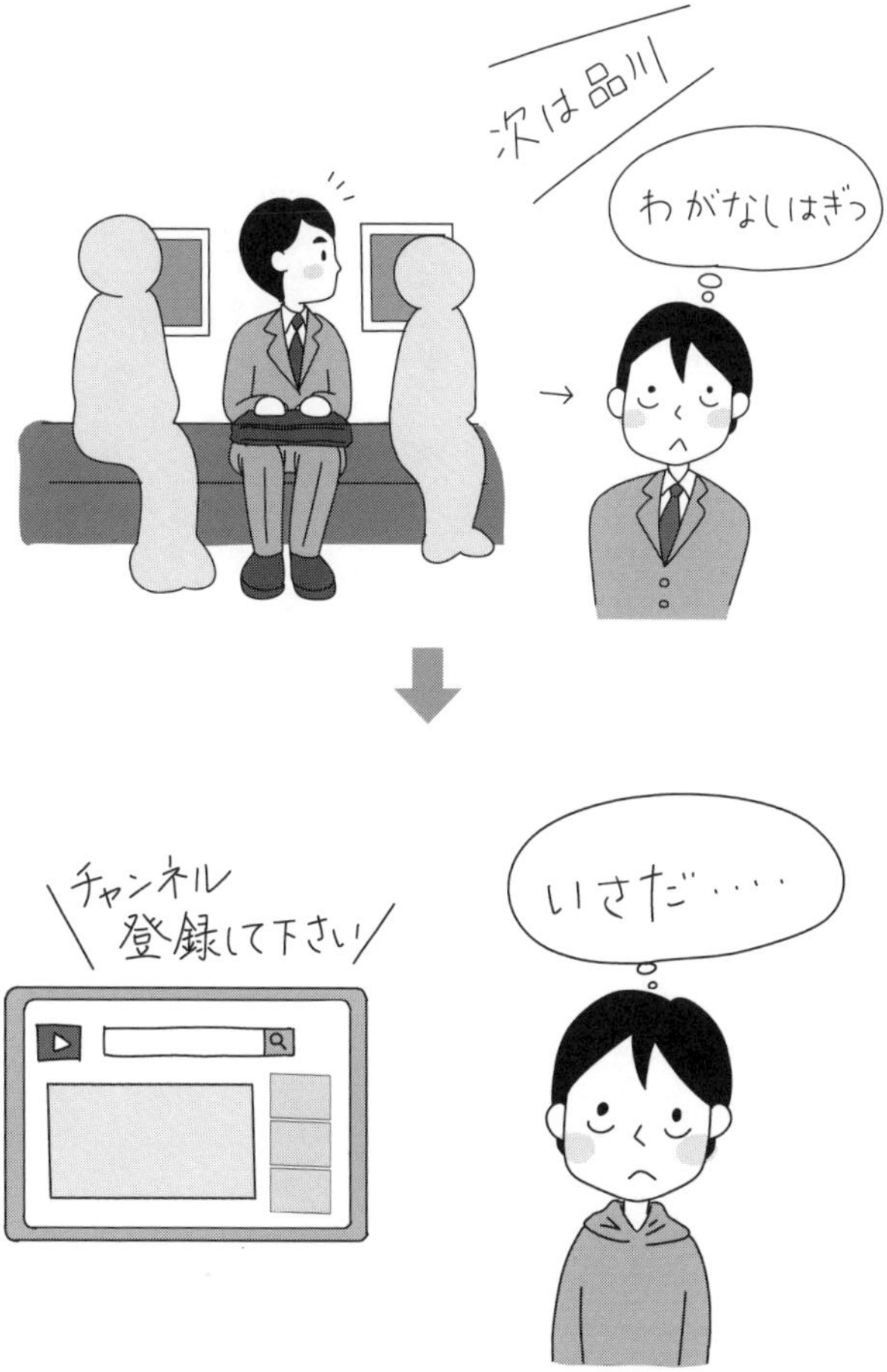
次は品川
わがなしはぎつ
チャンネル登録して下さい
いさだ‥‥

◎同時並行処理に積極的に取り組む

ワーキングメモリは、電話で話しながらメールを打つ、というような同時並行処理の際に働くものです。

仕事でも家事でも、こうした同時並行処理は日常的に発生します。今までは面倒なことでしかなかったかもしれません。

しかし、見方を変えると、これは日常生活の中でワーキングメモリを鍛える絶好の機会です。

たとえば、車の運転は同時にいろいろな状況を判断しなければならないので、同時並行処理の最たるものです。また、スポーツも同時にさまざまなことを処理しています。飲み会なども脳に適度な負担がかかり、いいトレーニングになります。

同時並行処理しなければいけないタスクが発生したら、ワーキングメモリを鍛えるトレーニングと考えて、積極的に取り組みましょう。

同時並行処理

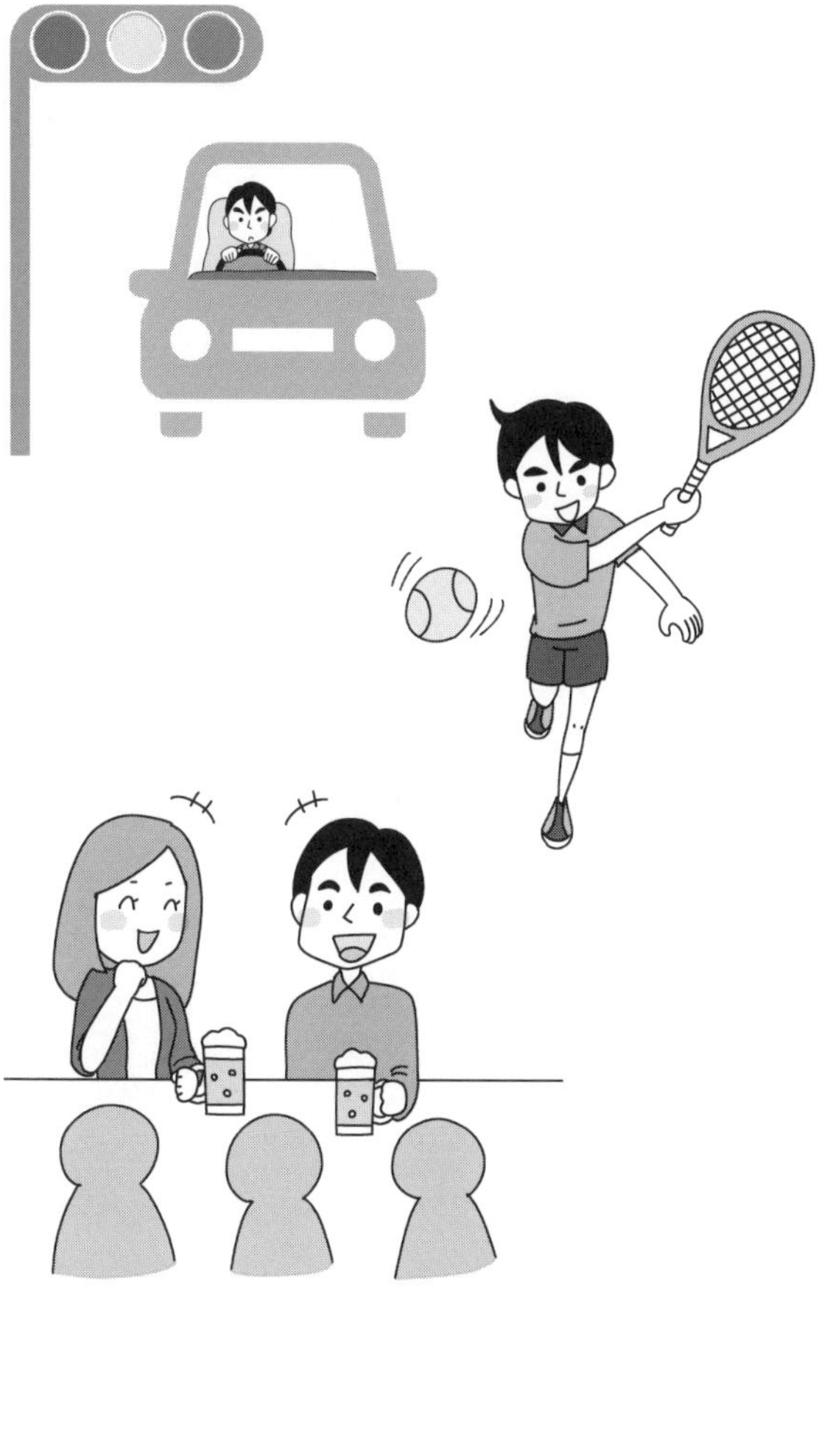

【7日間のうちに挑戦すること】

逆復唱と同時並行処理に毎日取り組む一方で、7日間のうちのどこかで、以下のような新しい取り組みに最低ひとつはチャレンジしてください。

◎クロスワードパズル

クロスワードパズルは、自分の語彙という長期記憶を検索し、指定された文字数で、タテ・ヨコがうまくつながる単語を探していくゲームです。ワーキングメモリを鍛えるのには最適な遊びだと言えるでしょう。

◎料理

どんなメニューを、何人前作るかを決めて、予定時間内に完成させることを目指しましょう。

なんとなく作るのではなく、ちゃんと課題を決めて料理をするのは、ワーキングメモリをフル活用するワークになります。普段あまり料理をしない人、料理が苦手な人ほど、強い負荷を脳にかけられます。

◎第二言語（外国語）学習

外国語の勉強を長年続けてきた人はワーキングメモリが強く、加齢によるワーキングメモリの衰えも少ないことは脳科学的に証明されています。

外国語習得は、それ自体が収入アップや仕事のパフォーマンス向上につながります。これを機に、仕事で使えそうな、あるいは自分が興味を持てる外国語の勉強をはじめてみるのもいいでしょう。

◎ジャグリング

西洋お手玉とも言われるジャグリングは、ワーキングメモリ開発に効果的であることがわかっています。ジャグリングをしながら逆復唱のトレーニングもやると、さらに効果的です。もちろん、日本式のお手玉でもかまいません。

7days work

注意制御機能を鍛える7日間ワーク

【7日間継続すること】

◎一点注視・自己暗示

第3章で紹介した、一点注視のワークと、「私は○○に集中している」という自己暗示のセルフワークは、注意制御機能向上の基本です。日常生活の中で手軽に実行できますから、まずはこれを7日間継続してみてください。

◎音の聴き分けワーク

一点注視は、視覚による注意制御機能のワークでした。視覚以外のワークも併用することで、効果はさらに高まります。

おすすめしたいのは、動画を使った聴覚トレーニングです。

パソコンでYouTubeの動画を5つ、同時に再生します。5つの動画は、それぞれ別の音が鳴っているものを選びます。

たとえば、

・道路工事の音
・電車が走っている音
・車が走っている音
・鳥の鳴き声
・滝の水音

といった、種別の異なる音がおすすめです。

このような、5つの異なる音を同時に流しながら、この中のひとつの音だけを聴き取るように意識を集中します。

もちろん、他の音も聴こえていていいのですが、できるだけひとつの音だけを聴き取れるように努力してください。

これによって注意制御機能を鍛えることができます。

音の聴き分けワーク

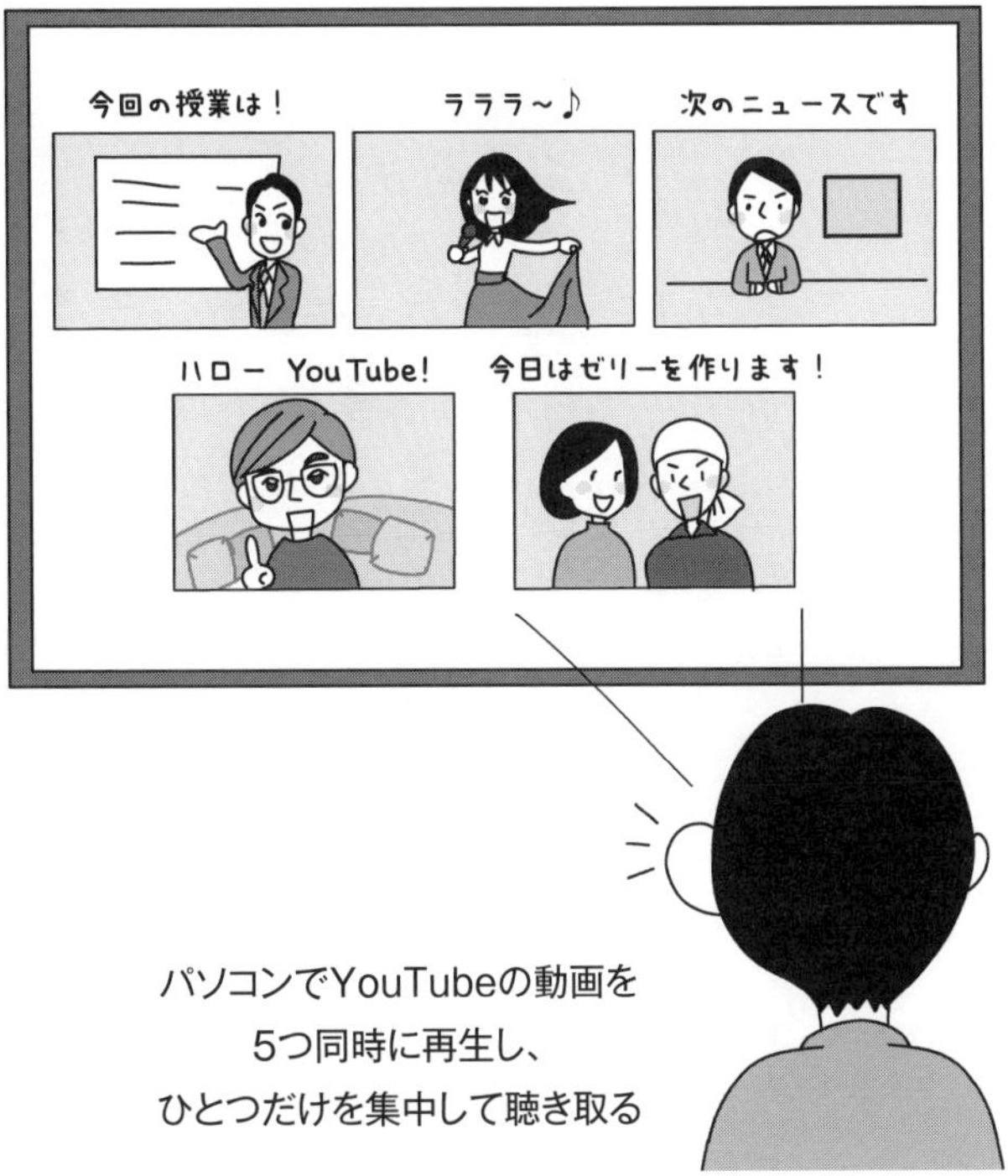
今回の授業は！
ラララ～♪
次のニュースです
ハロー YouTube!
今日はゼリーを作ります！
パソコンでYouTubeの動画を
5つ同時に再生し、
ひとつだけを集中して聴き取る

◎マッサージボール集中ワーク

触覚で注意制御機能を鍛えるセルフワークも紹介しておきましょう。

まず、マッサージボールを用意します。できれば、硬めのトゲトゲがついたものがいいでしょう。

これを手で握って、マッサージボールの感触に意識を集中します。

どの指の、どの部分にトゲがあたっているか。

気持ちいい箇所はどこで、痛みを感じるのはどこか。全体の重さはどうかなど、細かく感触を味わうようにします。

このワークによって、外界のさまざまな刺激の中から、特定の刺激に意識を切り替え・集中する力を養うことができます。

なお、日頃からこのセルフワークをやっておくと、ネガティブな記憶の反芻がはじまったときなど、マッサージボールを握ってそこに意識を集中することで気持ちを切り替えられるようにもなります。

マッサージボール集中ワーク

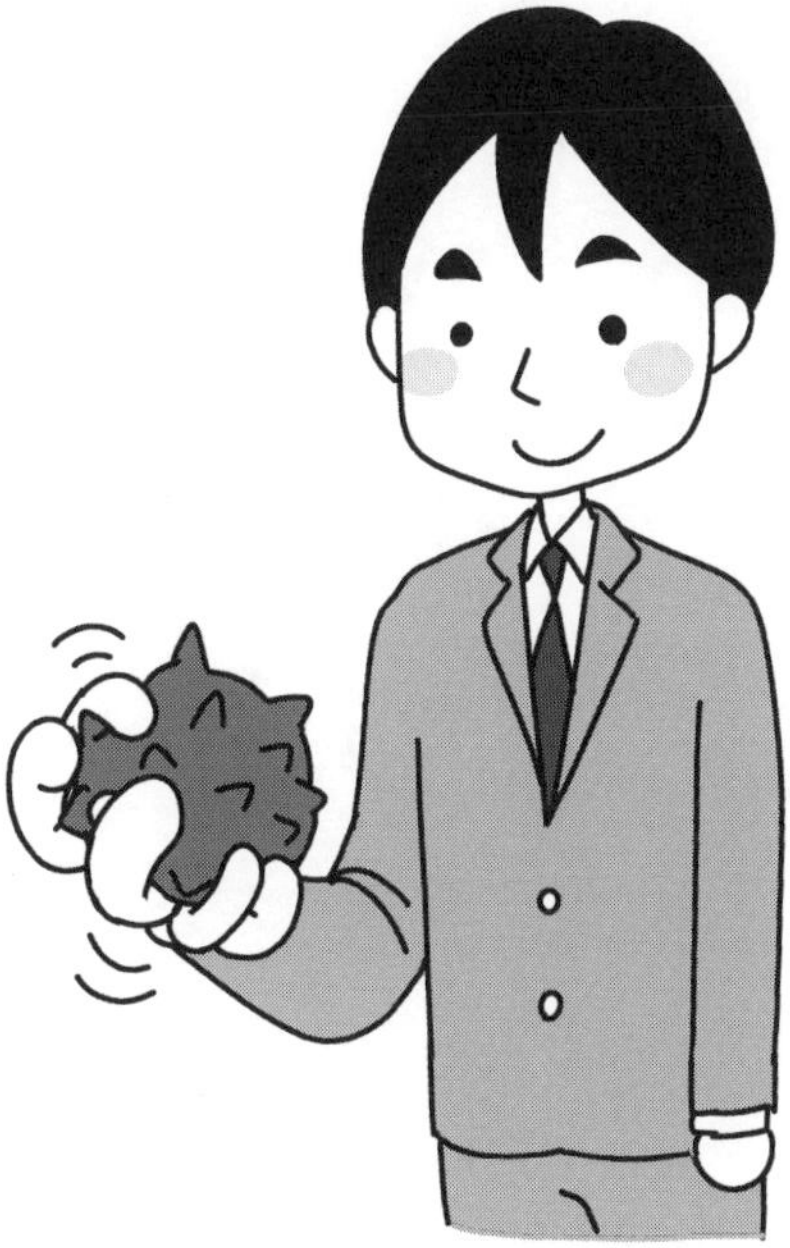

マッサージボールを手で握る
ボールと手や指先の感覚に集中する

【7日間のうちに挑戦すること】

◎目的を決めて散歩する

ここで紹介しているワークは、もともと腰痛などの慢性痛を改善するために使われているものです。

ヘルニアなどの重大な損傷が生じている場合を除けば、慢性的な腰痛の主な原因は、痛みに注意を向け過ぎていることにあります。つまり、注意制御機能が弱く、脅威となる、不快な刺激に偏ってしまっているからです。

注意制御機能を鍛え、痛み以外の刺激にも注意を向けられるようになれば、慢性痛は軽減します。

そのために有効なのが、**目的を決めた散歩**です。

たとえば、自分が好きな数字をひとつ選びます。

それが「7」だとしたら、**ナンバープレートに「7」が入っている車をできるだけ多**

く見つけることを目的にして散歩をします。

すると、散歩の間は車のナンバープレートに注意が向かいます。

ゴミを見つけて拾うことを目的にしてもいいでしょう。ゴミの中でも、「吸い殻だけ」「空き缶だけ」とさらに目的を細分化するのもおもしろいと思います。

7days work

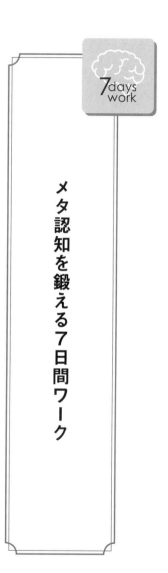

メタ認知を鍛える7日間ワーク

【7日間継続すること】

◎実況中継、タッピング

メタ認知を鍛えるセルフワークとしては、第3章で「**実況中継**」と「**タッピング**」を紹介しました。

これを7日間、継続してください。

日常的にネガティブな記憶の反芻に苦しんでいる人、落ち込みがちな人は、これだけでかなり気分がラクになるのを実感できると思います。

もちろんメンタルが改善するだけでなく、メタ認知の能力を高めることは、常に自分を客観的にモニタリングできることにつながりますから、他のワークメニューを実行する上での基礎的な力を養うことにもなります。

なお、メタ認知を鍛えるセルフワークはやることが少なめですから、他のメニューと同時並行で実行しやすいでしょう。

他のメニューを最初の7日間やった後、追加する2つ目のメニューに選ぶのにも適しています。

【7日間のうちに挑戦すること】

◎緊張する場面での実況中継

実況中継は、これまで主に、ネガティブな記憶の反芻がはじまったときに行ってきました。

より高いメタ認知の力を身につけるために、緊張する場面でも実況中継ができるようになりましょう。

7日間のセルフワークスケジュールの中で、**ちょっとだけ緊張しそうな場面**をあらかじめひとつ選んでおきます。

たとえば、友人の紹介で初対面の人と話す予定がある。
会社の会議で報告しなければいけない。
取引先Aから取引先Bに移動しなければいけないのだが、時間がギリギリになりそうだ、などです。デートの予定などもこれに入るでしょう。

ポイントは、あまりにもひどい緊張に見舞われそうな場面は避けること。絶対に失敗が許されない仕事や、一度も経験したことがなく、なおかつ難易度が高いといった事柄では、さすがにワークどころではないからです。

ちょっと緊張するなぁ、くらいの場面を選びましょう。

そして、実際にその場面になったら、自分の感情を実況中継していきます。

「今、私は緊張している」
「何を話せばいいかわからなくて、気まずいと思っている」
「今、前に失敗したときのことを思い出した」
「ちょっと焦りが出てきたぞ」

という感じです。

ひとりでゴロゴロしているときに湧き上がってきたネガティブ感情を実況中継するのと違って、目の前に処理しなければいけない状況を抱えながらの実況中継は、よりむずかしくなります。むずかしいからこそ、より効果的なメタ認知のトレーニングになるわけです。

緊張する場面での実況中継の練習を積んでいけば、いずれはどんな場面でもメタ認知ができるようになります。たとえ「修羅場」でも冷静沈着に判断し、行動できる人になるということです。

その第一歩として、7日間のうちに一度、ちょっと緊張する場面での実況中継を試してみてください。

緊張する場面での実況中継

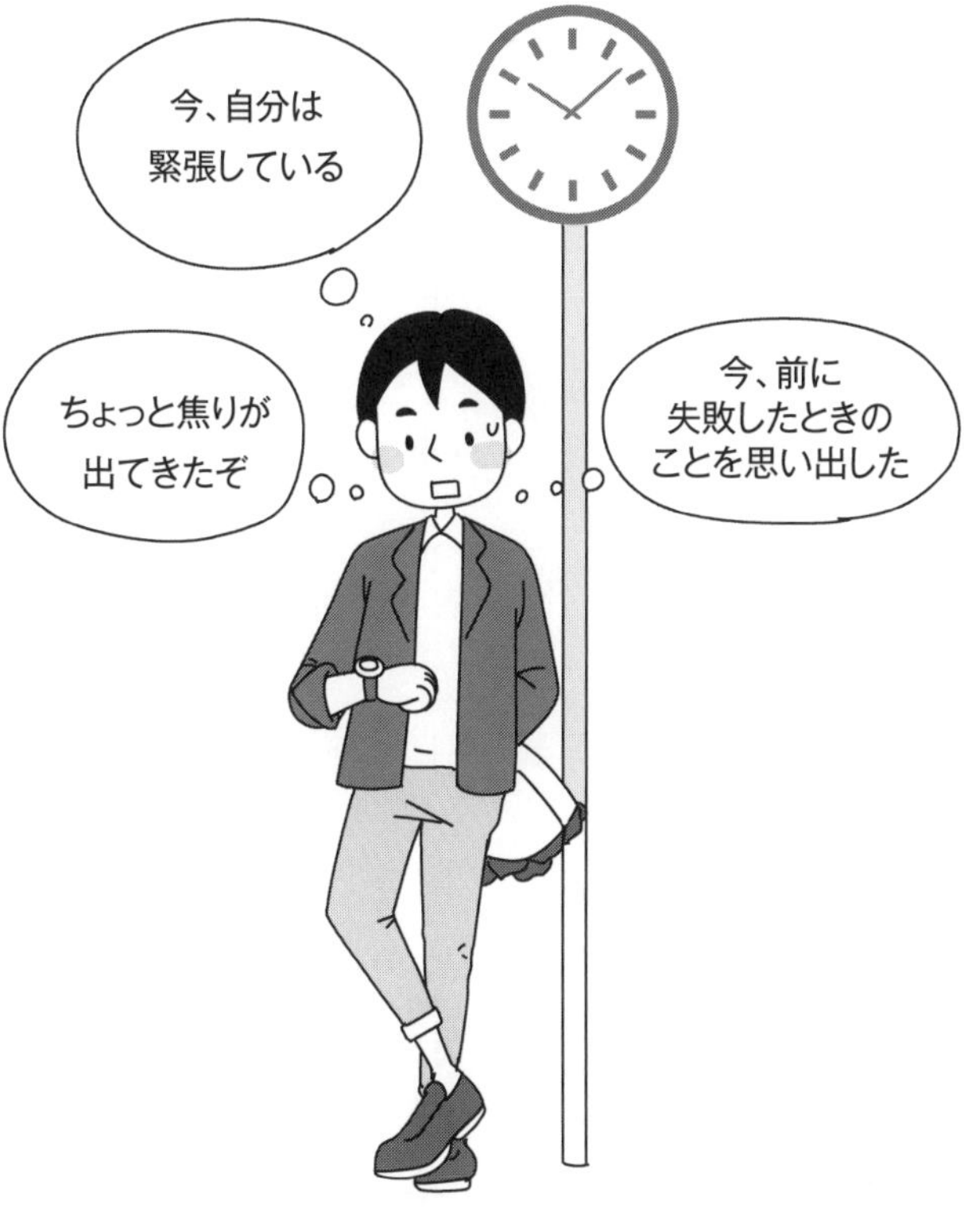
今、自分は
緊張している
ちょっと焦りが
出てきたぞ
今、前に
失敗したときの
ことを思い出した

No-Go（抑制機能）を鍛える7日間ワーク

【7日間継続すること】

◎5秒だけ我慢する

今やるべきでないことをやりたくなった自分にストップをかけるNo-Go（抑制機能）は、やるべきことを継続的にやっていくために必須の能力です。

おそらく、多くの人にとって、「それができればいいけれど、実際にやるとなるとむずかしい」ことだと思います。

しかし、No-Go はごくシンプルなセルフワークによって鍛えることができます。イメージとしては、犬のしつけのようなものです。

やり方は簡単です。

スマートフォンをいじることでも、ゲームでも、タバコやお酒でも、なんでも結構です。あなたが「やめたいこと」「減らしたい」と思っている行動や欲求をひとつ選びましょう。

そして、それをやりたくなったとき、**5秒間だけ我慢**します。

5秒我慢したら、それでOK。我慢したことをやってもかまいません。

犬に餌をあげるとき、5秒だけ「待て」をさせるように、自分がやりたいことを5秒だけ我慢するのです。

たった5秒間だけですが、この間にあなたは No-Go の力を使っています。これを積み重ねることで No-Go を鍛えていくのです。

そんなことで効果が得られるのか、疑問に思うかもしれませんが、筋トレだってまずは自分にとって「楽勝」な重さのダンベルからはじめるはずです。

まずは5秒からはじめて、小さな成功体験を得ることはスモールステップの原則にもかなっています。

もちろん、5秒間の我慢に慣れてきたら、少しずつ時間を延ばしていきましょう。次は10秒、20秒、30秒、1分、というようにです。

最終的に、30分も我慢できるようになれば、あなたのNo-Goはかなり強くなっていることになります。

といっても、7日間のうちに30分まで到達しようとは思わないように。無理なく、少しずつ時間を延ばしていきましょう。

また、1回我慢できるごとにシールを貼っていく方法も有効です。これも第3章で紹介した方法ですが、自分の努力を可視化できれば、継続のモチベーションが高まるはずです。

5秒だけ我慢

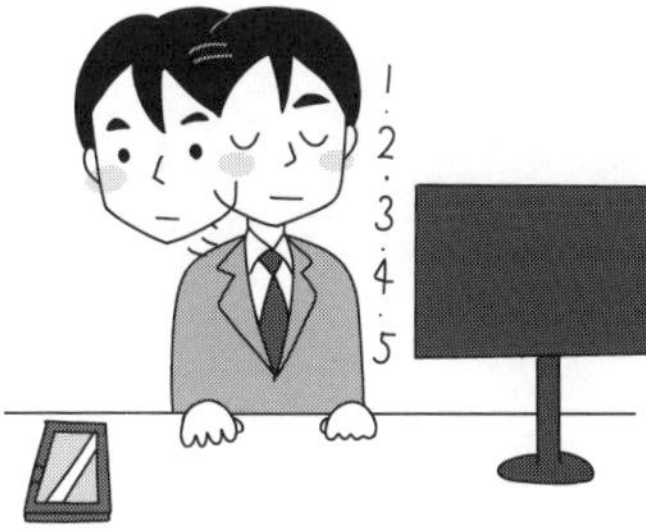

仕事中、スマートフォンが
気になってきても、
5秒間だけ待つ

冷蔵庫にあるプリンを
取りに行くのを
5秒間だけ待つ

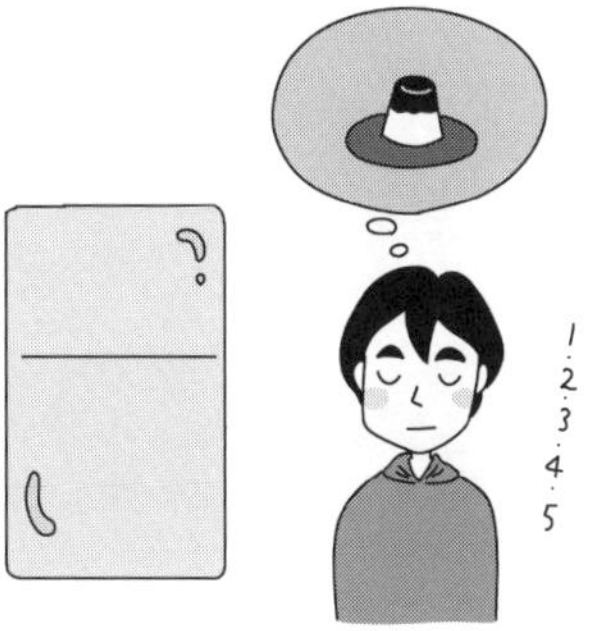

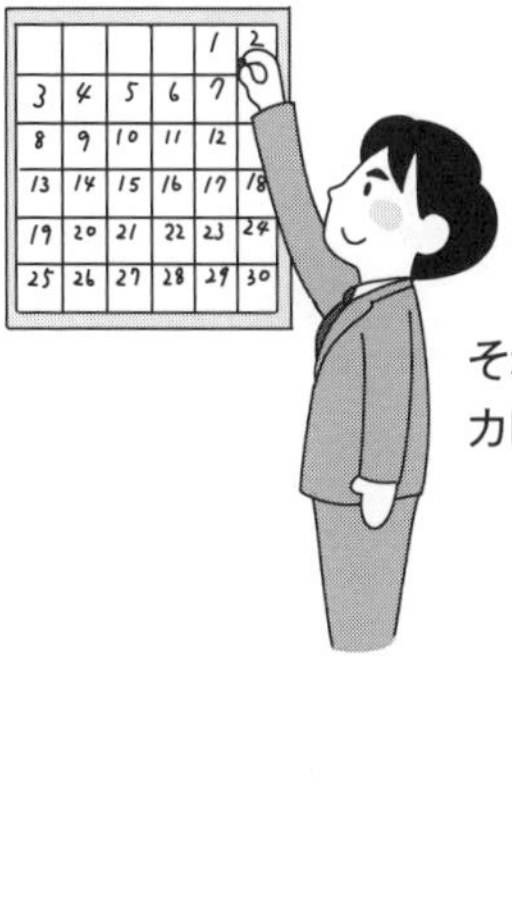

それができたら、
カレンダーにシールを貼る

◎スマートフォンとの強制的決別

喫煙者はニコチンに依存しているので、そう簡単にタバコをやめることはできません。タバコを吸わずにはいられないわけです。

しかし、最近のように喫煙可能な場所が少なくなっても、禁煙の場所で耐えきれずにタバコを吸ってしまったりする人はまずいません。どうしても吸えない環境に置かれれば、ニコチン依存症の患者でも我慢ができるということです。

このことからわかるのは、No-Goが弱い人でも、「それ」を我慢しなければいけない環境に置かれれば、「それ」をやめられるということです。これを利用しましょう。

強制的に「それ」と自分を一定時間、切り離すことによって、「なくても大丈夫なんだ」「やらなくても平気だ」と実感する。

強制的に「我慢できた」という成功体験を得るのです（実際は我慢できたのではあ

りませんが、それでも脳にとっては成功体験の刷り込みになります。第3章の苦手意識の克服法で説明したことを思い出してください）。

ここでは、誰もが多かれ少なかれ依存しているスマートフォンと、一定時間だけ、強制的に手を切ってみましょう。

休日に、スマートフォンを家族や友人に1日預けてしまいましょう。そうすればその間はスマートフォンを触ることができません。

スマートフォンを預かってもらう適当な人が見つからない場合は、タイマーつきの金庫を利用する手もあります。

これは、一度閉じたら一定時間が経過するまで開かないようになっている金庫です。ネットショップで検索すれば、手頃な値段で手に入ります。これにスマートフォンを閉じ込めてしまいましょう。

スマートフォン依存が強い人には、どちらもちょっと強烈過ぎるように感じられるかもしれません。

その場合は、とりあえず家にスマートフォンを置いて、数時間外出してみましょう。

近所を2時間くらい散歩してみるとか、ジムに行ってトレーニングをして帰ってくる間だけ、スマートフォンから離れるわけです。

まずはそこからはじめて、次のチャレンジではもっと遠出して、時間を延ばすようにすればいいのです。

◎いっそのこと「罰金あり制度」

これも、強制的に何かを我慢できる環境を作る方法です。

他人と約束して、なおかつ監視されている環境なら、ひとりでは我慢できないことも我慢できてしまうのは当然のこと。

ダイエットの実績をさかんに宣伝している某パーソナルトレーニングジムも、その秘訣は来談者に毎食のメニューを写真に撮って送信させ、徹底的に監視することにあるのは有名です。

この7日間のトレーニングでは、同時にゆるい糖質制限を実行してもらっています。

せっかくなので、これをNo-Goを鍛えるセルフワークにも利用しましょう。

家族や親しい友人に頼んで、毎食の糖質量をチェックしてもらいます。

写真で食事のメニューを撮って送るという方法でもいいでしょう。

そして、もしも規定の量を守れなかったときには、罰金を払うことも約束するようにします。

罰金はちょっと……、と思うかもしれませんが、単純明快な罰があると、やり遂げることが思った以上に簡単になるのです。

また、自分は我慢がきかない、抑制機能が弱い、と感じている人でも、他人に監視してもらうことで意外と我慢ができてしまうことに驚くでしょう。

ちょっと面倒ではありますが、可能であればこの方法で成功を体験してみてください。

おわりに

本書では、人間の脳が原始時代に適応した「困ったヤツ」であることを前提に、現代社会において活躍するために、前頭前野の4つの機能の開発と、脳のマネジメント方法についてお話ししてきました。

最後に、これまで語ってきたことをすべてひっくり返しかねないようなことを言わせてください。

この本で目指してきた優秀な脳、「できる人」の脳、「成功者」の脳、「エリート」の脳というのは、あくまでも「現代社会でハイパフォーマンスを出せる脳」に過ぎません。世の中は変化します。そして、変化のスピードは年々、速くなっている。

おそらく、私や読者の多くが生きているうちに、今とは違うタイプの脳が「できる人」「優秀な人」の条件になる時代が来ます。

たとえば、現代では、ワーキングメモリが優れていて、同時並行処理が得意な脳を持っている人が「できる人」です。

しかし、これからさらに科学技術が進歩すれば、人が働く環境は変わっていきます。

世界はより狭くなり、需要と供給のマッチングはより簡単になります。

同時に、各専門分野で求められる知識や技術はより深くなっていきます。スペシャリストはさらにスペシャリストであることを求められるということです。

こういう世界では、特に目標も設定せず、「やるべきこと」なんて考えもせず、ひたすら自分の「やりたいこと」だけに没頭した趣味人、あるいはオタクが、その趣味を公開するだけでエンターテインメントビジネスになってしまいます。

もちろん、こうした変化が起きるまでにはまだ時間があります。現在の社会に合わせて脳をマネジメントすることがムダになるわけではありません。

ここで脳をマネジメントし、時代に適応することを学んだ人は、次に訪れる新しい時代にも適応しやすいでしょう。たいていのことは、1度目よりは2度目のほうが簡単です。

現在の世界で活躍することはもちろん、これから訪れる新しい世界をより深く味わい、楽しむためにも、脳のポテンシャルをできる限り発揮しておきたいものです。

本書が、そのための一助になれば幸いです。

吉濱ツトム　よしはま・つとむ

IQ160の天才アスペルガー。幼少期より特別な能力を持ちながら、重度の自閉症とアスペルガー症候群を併発。19歳のときに訪れた環境の変化により、一念発起して脳神経学を研究する。さまざまなセルフワークや方法を取り入れ、発達障害を克服する。

現在は、同じ発達障害を持つ人へのカウンセリングや教育など、多岐に渡り活躍の場を広げている。

主な著書に、『今ひきこもりの君へおくる 踏み出す勇気』(ベストセラーズ)、『マンガ版 片付けられないのはアスペルガー症候群のせいでした。』(宝島社新書)、『アスペルガーとして楽しく生きる』(風雲舎)など多数。

脳を自由自在に操る科学的メソッド

ブレイン・マネジメント

2020年6月11日　第一版　第一刷
2022年7月22日　　　　　第四刷

著　　者　吉濱ツトム

発 行 人　西 宏祐
発 行 所　株式会社ビオ・マガジン
〒141-0031　東京都品川区西五反田8-11-21
五反田TRビル1F
TEL:03-5436-9204　FAX:03-5436-9209
https://www.biomagazine.jp/

編　　集　有園智美
編集協力　川端隆人
デザイン　堀江侑司
イラスト　土屋和泉
校　　閲　株式会社ぷれす

印刷・製本　株式会社シナノパブリッシングプレス

ISBN978-4-86588-082-3　C0095

anemone BOOKS
information

吉濱ツトムさんの最新情報

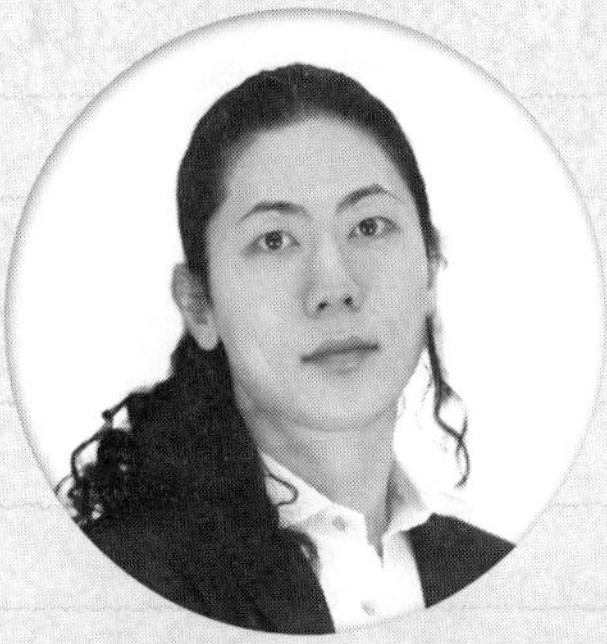

ビオ・マガジンから吉濱ツトムさんの情報をLINEでお届け!

無料動画やワークの開催、新刊情報等をLINEでお知らせします。

吉濱ツトム
LINEアネモネアカウント
お友達募集中!

※今後も出版と合わせてワーク開催を予定しています。ワークは比較的早くうまりますので、LINE登録をすれば、申しこみ情報をいち早く入手できます。

アネモネHPの
ティーチャーズルームにて各種最新情報を公開中!!
http://biomagazine.co.jp/yoshihama/